Leichenschau

Leitlinien zur Qualitätssicherung

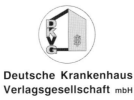

**Deutsche Krankenhaus
Verlagsgesellschaft** mbH

Impressum

ISBN: 978-3-935762-97-7

1. Auflage, 2007

© Deutsche Krankenhaus Verlagsgesellschaft mbH
  Hansaallee 201
  40549 Düsseldorf
  Fax: 0211/17 92 35-20
  www.dkvg.de
  info@dkvg.de

Umschlagdesign:
Pellegrino Ritter, Münster

Das Werk einschließlich aller seiner Teile ist urheberrechtlich geschützt. Jede Verwendung außerhalb der engen Grenzen des Urheberrechts ist ohne Zustimmung des Verlages unzulässig und strafbar. Das gilt insbesondere für Vervielfältigungen und Übersetzungen sowie Einspeicherung und Verarbeitung in elektronischen Systemen.

Inhaltsverzeichnis

Geleitworte Nehm, Hoppe, Kösters, Roeder, Dietel 9

Vorwort Raem 19

I. Rechtliche Rahmenbedingungen beim natürlichen Tod und beim Verdacht auf einen nichtnatürlichen Tod Dettmeyer 21

1. Einführung 21
2. Gesetzliche Grundlagen 21
3. Begriffsbestimmungen 23
4. Die Bedeutung der ärztlichen Leichenschau 25

    4.1 Todesbescheinigungen 25

    4.2 Leichenschein 26

    4.3 Durchführung der ärztlichen Leichenschau 26

      4.3.1 Fehlerhaft durchgeführte Leichenschau 27

      4.3.2 Klassifikation von Todesart und Todesursache 27

      4.3.3 Nichtnatürlicher Tod 29

      4.3.4 Exitus in tabula 30

5. Das Totensorgerecht der Hinterbliebenen 33
6. Obduktion 34

    6.1 Klassifikation 34

    6.2 Obduktionsärzte 37

7. Zusammenfassung 38

3

II. **Die ärztliche Leichenschau** Brinkmann, Pfeiffer 39

1. Theoretische Grundlagen der ärztlichen Leichenschau 39

   1.1 Ziel und Bedeutung der Leichenschau 39

   1.2 Entwurf einer Gesetzgebung zur ärztlichen Leichenschau und Todesbescheinigung 40

2. Praktische Durchführung der Leichenschau 59

   2.1 Entkleidung der Leiche 59

       2.1.1 Probleme bei der Entkleidung 59

       2.1.2 Unterbleiben der Entkleidung 60

   2.2 Äußere Besichtigung der Leiche 60

       2.2.1 Vorgehensweise 60

       2.2.2 Hinweise auf nichtnatürlichen Tod bei der Leichenschau 62

       2.2.3 Sichere Todeszeichen und Leichenerscheinungen 62

           2.2.3.1 Livores (Totenflecke, Leichenflecke) 62

           2.2.3.2 Rigor mortis (Totenstarre) 65

           2.2.3.3 Auskühlung der Leiche 68

           2.2.3.4 Vertrocknung 69

           2.2.3.5 Fäulnis 69

   2.3 Befunde bei der Leichenschau: „ZKH-TOUR" 71

       2.3.1 Kopf/Hals 71

       2.3.2 Thorax/Abdomen 76

       2.3.3 After und äußeres Genitale 77

       2.3.4 Obere Extremitäten 77

       2.3.5 Untere Extremitäten 79

2.4 Spezielle Fallgruppen 79

    2.4.1 Erhängen/Erdrosseln/Erwürgen 79

    2.4.2 Badewannentote/Badezimmertote 83

    2.4.3 Sturz aus der Höhe 83

    2.4.4 Brandleichen 84

    2.4.5 Wasserleichen 86

    2.4.6 Hausunfälle 87

    2.4.7 Vergiftung 89

2.5 Plötzlicher Tod 90

2.6 Tod im Krankenhaus 92

    2.6.1 Komplikationen innerer Erkrankungen 93

    2.6.2 Komplikationen äußerer Erkrankungen 94

    2.6.3 Sog. „Kunstfehler" 95

2.7 Leichenfund im Freien 96

    2.7.1 Unterkühlung 97

    2.7.2 Fäulnis, Tierfraß, Teilskelettierung 97

2.8 Todesfälle durch scharfe/halbscharfe Gewalt 99

    2.8.1 Stichverletzungen 99

    2.8.2 Schnittverletzungen 100

    2.8.3 Stich – Differentialdiagnose Selbstmord/Mord 101

    2.8.4 Schnitt – Differentialdiagnose Selbstmord/Mord 102

    2.8.5 Hiebverletzungen 103

2.9 Todesfälle durch stumpfe Gewalt 105

2.10 Todesfälle durch Schuss 107

2.10.1 Beispiele aus der Praxis 107

2.10.2 Verletzungsmorphologie/Verletzungsballistik 108

2.11 Todesfälle durch Elektrizität 109

III. **Das Todesermittlungsverfahren aus Sicht der Polizei** Bux 111

1. Gesetzliche Grundlagen 111
2. Nichtnatürliche Todesfälle 111
3. Einleitung des Todesermittlungsverfahrens 112
4. Tat-/Fundortarbeit 113

   4.1 Verhalten am Tatort 113

   4.2 Ermittelnde Abteilungen 114

   4.3 Der „ermittelnde" Arzt 115

IV. **Qualitätssicherung der Leichenschau** Westphal 117

1. Grundlagen der Ermittlungstätigkeit 117
2. Statistik der Todesfälle 120
3. Dunkelfeld der Delikte 125

   3.1 Größe des Dunkelfeldes 126

   3.2 Ursachen für Dunkelfelder 127

   3.3 Kontrollmechanismen 128

4. Schlussfolgerungen 129
5. Empfehlungen für die Leichenschau 131

   5.1 Umfeld 131

   5.2 Kooperationen 132

V. Honorarabrechnung für ärztliche Leichenschau und Todesbescheinigung – Rechtsgrundlagen und besondere Fallgestaltungen – *Steinhilper* 135

1. Die gesetzlichen Grundlagen für die ärztliche Leichenschau 135

2. Umfang der Leichenschau 138

3. Ärztliche Todesbescheinigung 140

   3.1 Endgültige Todesbescheinigung 140

   3.2 Vorläufige Todesbescheinigung 141

4. Rechtswirkung der ärztlichen Todesbescheinigung 141

5. Abrechnung der Leichenschau und der ärztlichen Todesbescheinigung 142

   5.1 Abrechnung nach Nr. 100 GOÄ 143

   5.2 Wegegeld nach GOÄ 144

   5.3 Besuchsgebühr nach Nr. 50 GOÄ in aller Regel nicht neben Nr. 100 GOÄ abrechenbar 146

   5.4 Kostenträger für die Kosten der Leichenschau 147

6. Schlussbemerkung 148

Anhang 1: Entwurf einer Gesetzgebung zur ärztlichen Leichenschau und Todesbescheinigung 149

Anhang 2: Abbildungen 157

Literaturverzeichnis 231

Autorenverzeichnis 237

Geleitwort

Kay Nehm
Generalbundesanwalt i.R.

Das System der Todesermittlung in Deutschland wird immer wieder beklagt. Nach kriminologischen Schätzungen bleibt etwa jede zweite Tötung unerkannt. Häufig muss der mit der Leichenschau beauftragte Arzt im Vorfeld eines Anfangsverdachts die Befunde erheben, die der Strafverfolgungsbehörde Anlass zum Einschreiten geben. Eine forensisch unzureichende Beweissicherung in diesem Stadium lässt sich im Nachhinein kaum noch korrigieren. Bundeseinheitliche Regelungen zur Leichenschau fehlen. Eine Qualitätssicherung auf diesem Gebiet liegt jedoch im Interesse der gesamten Gesellschaft.

Das vorliegende Buch hat sich zum Ziel gesetzt, leitlinienorientierte Standards einer neuzeitlichen Leichenschau auf aktuellem wissenschaftlichen Stand zusammenfassend darzustellen. Es verfolgt damit das wichtige Anliegen, die Todesursachenaufklärung zu verbessern und die Gefahr von Fehldiagnosen zu vermeiden. Damit unterstreicht es die Bedeutung (rechts-)medizinischer Diagnostik für ein rechtsstaatliches Strafverfahren und für die Sicherung des Rechtsfriedens durch Aufklärung von Straftaten sowie Bestrafung des Täters.

Möge das vorliegende Buch in der praktischen Anwendung dazu führen, dass Verbrechen, die ohne weiteres aufgedeckt werden könnten, nicht länger unerkannt bleiben. Für das im Rechtsstaatsprinzip verankerte Postulat der materiellen Gerechtigkeit und damit für die Gesellschaft als Ganzes wäre dies von unschätzbarem Gewinn.

Geleitwort

Prof. Dr. med. Jörg-Dietrich Hoppe
Präsident der Bundesärztekammer

Die Autopsie (Obduktion, Sektion, innere Leichenschau) ist ein unverzichtbarer Bestandteil der medizinischen Qualitätssicherung und trägt somit essentiell zur Gesundheitsfürsorge bei.

So hat der Rückgang der klinischen Obduktionen in Deutschland negative Auswirkungen auf die Qualität der Medizin und führt u. a. zu einer falschen Todesursachenstatistik. In ca. 15 Prozent aller Todesfälle in Krankenhäusern besteht eine Diskrepanz zwischen klinischer Hauptdiagnose und Sektionsbefund, die mit Folgen für Therapie und Überleben der Patienten einhergeht. Diese Fehlerquote kann nur durch eine systematische klinische Autopsie erkannt und benannt sowie durch einen intensivierten klinisch-pathologischen Diskurs zukünftig verringert werden. Eine Erhöhung der Obduktionsraten ist daher dringend erforderlich, da andernfalls die juristisch, ethisch und ökonomisch gebotene Selbstkontrolle der Medizin nur unzureichend erfüllt werden kann. Es muss alles getan werden, um wieder Sektionsraten zu erreichen, die an früher bereits übliche Standards – etwa 30 Prozent aller Todesfälle in Krankenhäusern – herankommt.

Auch die Rechtssicherheit ist durch die geringe Sektionsquote bedroht. Neuere Studien weisen daraufhin, dass Tötungsdelikte und nicht-natürliche Todesfälle wie Tod durch Unfall und Suizid häufig unerkannt bleiben. Mit dem weitgehenden Verzicht auf Sektionen fehlt ein wichtiges Instrument zur Aufklärung von Verbrechen. Nicht nur eine bundeseinheitliche Regelung des Leichenschauwesens, wie die Bundesärztekammer schon 2002 gefordert hat, kann hier Abhilfe schaffen, sondern auch eine deutlich höhere klinische Sektionsrate.

Mit den in diesem Werk zusammengestellten Leitlinien werden praxisnahe Hinweise zur Leichenschau gegeben. Diese werden einen wichtigen Beitrag leisten, insbesondere im vertragsärztlichen Bereich Todesursachen besser zu erkennen.

Geleitwort

Dr. rer. pol. Rudolf Kösters
Präsident der Deutschen Krankenhausgesellschaft

In einer Zeit, die sich für ihre Berufsfelddiskussionen die Schlagworte Spezialisierung, Kompetenz, Synergie und Kooperation als Markierungspunkte gewählt hat und deren Gestalter daraus auch Handlungsmaximen ableiten, setzt das vorliegende Buch über die Leichenschau neue Akzente.

Nur in der Spezialisierung ist Kompetenz aufzubauen. Sie muss aber mehr denn je zur Zusammenarbeit im Stande sein. Nur in der Kombination von Arbeitsabläufen ist die notwendige Qualität zu erreichen. Das vorliegende Werk zeigt am Beispiel der Leichenschau, wie eine Kooperation zwischen den Fachdisziplinen bei der Beurteilung der Todesursache optimal zu gestalten ist.

Mit verschiedenen Beiträgen gelang es den Herausgebern, fokussiert auf spezielle Themen wie z.B. die klassische Leichenschau, rechtliche Rahmenbedingungen, polizeiliche Basisarbeit bis zur Kostenabrechnung im Todesfall ihre Spezialkenntnisse zusammen zu führen. Hierbei steht die Todesursachenermittlung im Mittelpunkt aller Fragen.

Ein Ansatz dieser Art stellt hohe Ansprüche an Autoren und Leser. Der Versuch, traditionelle Pfade und die oft hermetischen Bereiche der Spezialisierung zu verlassen, mit dem Ziel, eine integrierte Herangehensweise zu erreichen, darf als gelungen bezeichnet werden. Das Buch soll zu enge Sichten des Themas aufbrechen.

Möge es allen Lesern eine große Hilfestellung bei der Leichenschau sein. Den Herausgebern und Autoren wünsche ich viel Erfolg mit diesem exzellenten Buch das in jede Arzttasche gehört.

Geleitwort

Prof. Dr. med. Norbert Roeder
Ärztlicher Direktor des Universitätsklinikums der Westfälischen Wilhelms-Universität Münster

Die zunehmenden Finanzierungsprobleme der gesetzlichen Krankenversicherung haben dazu geführt, dass für die Krankenhäuser ein neues Leistungsvergütungssystem eingeführt wurde, um die Ausgabenseite besser steuern zu können. Dieses krankheitsbezogene Fallpauschalensystem (DRG) vergütet vom Grundsatz her einen Krankenhausaufenthalt weitgehend unabhängig von der Behandlungsdauer und den individuellen Behandlungsinhalten mit einem Einheitspreis.

Geänderte Anreize haben zur Folge, dass Krankenhäuser alle Leistungen innerhalb der Leistungskette sowie die Länge des Krankenhausaufenthaltes sehr kritisch hinterfragen und deren Notwendigkeit überprüfen müssen. Die aus der Verkürzung der Verweildauer resultierende Leistungsverdichtung sowie die Notwendigkeit, Kosten und damit Leistungen innerhalb der Leistungskette zu reduzieren, könnte dazu führen, dass die Ermittlung der Todesursache z.B. bei im Krankenhaus verstorbenen Patientinnen und Patienten nicht mehr in der notwendigen Tiefe verfolgt wird, weil die Ressourcen fehlen oder die notwendigen Kenntnisse nicht mehr ausreichend vermittelt werden können. Aufgaben, die nicht direkt der Genesung des einzelnen Patienten dienen, könnten unter dem Kostendruck eine nachrangige Bedeutung erlangen.

Eine Verschlechterung in der Aufklärung von Todesursachen wäre schädlich für das gesamte Versorgungssystem und muss daher vermieden werden. Die genauere Ermittlung der Todesursache erfordert einen entsprechenden Einsatz, aber auch entsprechende Kenntnisse. Mit dem vorliegenden Werk geben die Herausgeber Ärztinnen und Ärzten eine Information an die Hand, die sie bei der Feststellung der Todesursache unterstützen kann. Dieses sehr praxisnahe Werk kann daher eine direkte Unterstützung bei der Feststellung der Todesursache leisten. Didaktisch hervorragend wird aufgezeigt, wie eine Leichenschau durchzuführen ist und welche Maßnahmen zur Diagnostik und klinischen Analyse getroffen werden müssen. Ich wünsche den Herausgebern sowie den Autoren viel Erfolg mit ihrem ausgezeichneten Werk.

Geleitwort

Prof. Dr. Manfred Dietel
Ärztlicher Direktor der Charité – Universitätsmedizin Berlin

Zur modernen Medizin gehört eine nach allen Regeln der Kunst durchgeführte Leichenschau, also eine Qualitätssicherung im Todesfall. Viele Tötungsdelikte können nur mit Hilfe des wissenschaftlichen Fortschritts, der von den sich nahe stehenden Fächern Rechtsmedizin und klinische Pathologie mittels moderner diagnostischer und molekularer Methoden erarbeitet wurde, aufgeklärt werden.

Die klinischen und technischen Entwicklungen der Rechtsmedizin sind noch längst nicht abgeschlossen und es ist für jeden Arzt, der mit der Leichenschau beauftragt ist, eine wichtige Aufgabe, sich auf aktuellem Wissenstand zu halten. Dies ermöglicht das vorliegende Werk uneingeschränkt.

Die vorgelegte Überarbeitung und Abgleichung von leitlinienorientierten Standards in der Diagnostik der Todesursache vereinheitlicht einerseits das Vorgehen und die Untersuchung bei der Leichenschau, lässt aber auf der anderen Seite noch genügend Freiraum für eine individuelle Entscheidung bei notwendigen Zusatzmaßnahmen, die u.a. moderne Diagnostikmöglichkeiten beinhalten. Das Buch fasst in komprimierter und didaktisch geschickter Form die Möglichkeiten der modernen Leichenschau zusammen. Hierbei wird detailliert aufgezeigt, wie eine Leichenschau mit den entsprechenden Methoden der Diagnostik, Anamnese und klinischen Untersuchungen ablaufen muss, um das Gesamtbild der Todesursache abzurunden. So werden Leitpfade zur „schlanken, aber effizienten Leichenschau" aufgezeigt und vermittelt.

Herausgeber und Autoren dieses handlichen Leitfadens kommen aus unterschiedlichen Disziplinen, Einrichtungen und Instituten, in denen ein hoher Qualitätsstandard bei einer Leichenschau selbstverständlich ist. In kollegialer, kritischer Zusammenarbeit ist es ihnen gelungen, ein exzellentes Buch zur Qualitätssicherung bei der Leichenschau vorzulegen.

Vorwort

A. M. Raem

Die gewissenhafte Durchführung der Leichenschau ist von fundamentaler Bedeutung für das Gesundheitswesen einerseits und für das Rechtssystem andererseits. Diese „Doppelgesichtigkeit" der Leichenschau hat auch Maria Theresia erkannt, als sie die ärztliche Leichenschau in dem damaligen Kaiserreich obligatorisch machte: Die „Totenbeschau" durfte nur noch von Ärzten vorgenommen werden, die zudem ein Urteil über die Gefährlichkeit einzelner Verletzungen abzugeben hatten.

Heute ist deren Bedeutung noch deutlich höher, denn mittlerweile sind die pathologisch-anatomischen Sektionsraten auf unter 3 % gesunken. Auch die gerichtlichen Obduktionen sind im Vergleich zu vielen Nachbarländern um ein Vielfaches seltener. Maximal ist von einer Sektionsrate von etwa 2 % auszugehen. Diese Zahlen sind völlig unzureichend, um die wesentlich größere Zahl nichtnatürlicher Todesfälle auch nur annähernd aufzuklären, wodurch der ärztlichen Leichenschau mit Klassifikation der Todesart und Festlegung der Todesursache und des Todeszeitpunktes eine noch größere Bedeutung zukommt.

Vielfach ist über die Qualität der ärztlichen Leichenschau in Deutschland geklagt worden. Die hierdurch festgestellten Todesursachen sowie die Klassifikation der Todesart treffen in einem Drittel der Fälle nicht zu. Daher kann ein Gesundheitssystem sich nicht ernstlich auf Mortalitäts- und Morbiditätsdaten, wie sie sich aus dem Leichenschauschein ergeben, stützen. Mindestens genauso unsicher ist die Aufklärung rechtsrelevanter Todesfälle, darunter auch der Tötungsdelikte.

Zu einzelnen Aspekten der Leichenschau bzw. der Obduktion gibt es bereits ausgezeichnete Bücher. Das vorliegende Buch versteht sich als Ergänzung zu den umfassenden theoretischen Abhandlungen und stellt einen praktischen Leitfaden dar, an dem der Arzt sich schnell orientieren und auch Entscheidungshilfen finden kann. Die Orientierung wird insbesondere durch eine Reihe beispielhafter Abbildungen erleichtert und verdeutlicht.

Wir erhoffen uns von diesem Buch, dass es den ermittelnden Personen wie auch Studierenden Unterstützung bietet und auf diese Weise einen Beitrag zur Verbesserung der Qualität der Leichenschau liefert.

1. Einführung

I. Rechtliche Rahmenbedingungen beim natürlichen Tod und beim Verdacht auf einen nichtnatürlichen Tod

Priv.-Doz. Dr. med. Dr. jur. R. Dettmeyer

1. Einführung

Rechtsfragen des Leichenschau- und Obduktionsrechts werden in Deutschland seit Jahrzehnten kontrovers diskutiert. Fragen des Leichenschaurechts sind, da es um die Aufdeckung von Verdachtsfällen eines nichtnatürlichen Todesfalles (Verdacht auf NNT) geht, in enger Anlehnung an kriminalistische Tätigkeiten zu sehen, ebenso die Entscheidung zur Durchführung einer Obduktion zum Zwecke der Beweisführung in einem strafrechtlichen Ermittlungsverfahren.[1] Obwohl von großer Bedeutung im Falle des Verdachts auf einen nichtnatürlichen Tod, besteht bei der Beantragung einer gerichtlich angeordneten Obduktion in derartigen Verdachtsfällen ein erheblicher Ermessensspielraum der Staatsanwaltschaft.[2] Kommen dann Fehlleistungen bei der ärztlichen Leichenschau hinzu, bleibt die Schlussfolgerung nicht aus, dass von einer erheblichen Zahl nicht erkannter Verdachtsfälle eines unnatürlichen Todes auszugehen ist.[3]

2. Gesetzliche Grundlagen

Das Leichenschau- und Obduktionsrecht unterfällt in der Bundesrepublik Deutschland – soweit nicht strafrechtlich relevante Bereiche betroffen sind – der konkurrierenden Gesetzgebung (Art. 70 Abs.1 GG) und damit in die Gesetzgebungskompetenz der Bundesländer.[4] Der Mangel einer bundesgesetzlichen Regelung ist häufig beklagt worden. Die Grundzüge des Leichenschaurechts sind jedoch – neben Abweichungen in den einzelnen Landesgesetzen – im Grundsatz einigermaßen einheitlich geregelt.[5] Jede Leiche ist zur Feststellung des Todes, des Todeszeitpunktes, der Todesart und der Todesursache ärztlich

---

[1] Geerds F. Über rechtliche und tatsächliche Probleme von Leichenschau und Leichenöffnung (§ 87 StPO). Arch Kriminol 1997, 199: 75-87
[2] Maiwald M. Zur Ermittlungspflicht des Staatsanwalts in Todesfällen. NJW 1978, 561 ff.
[3] Brinkmann B. Fehlleistungen bei der Leichenschau in der Bundesrepublik Deutschland – Ergebnisse einer multizentrischen Studie (I) und (II). Arch Kriminol 1997, 199: 2-12 (I) und 65-74 (II); Vennemann B., Du Chesne A., Brinkmann B. Die Praxis der ärztlichen Leichenschau. Dtsch Med Wochenschr 2001, 126: 712-716; Metter D. Ärztliche Leichenschau und Dunkelziffer bei unnatürlichen Todesfällen. Kriminalistik 1978, 155-157
[4] Dettmeyer R., Madea B. Regelungsdefizite im Leichenschau- und Obduktionsrecht der Bundesrepublik Deutschland. Kritische Vierteljahresschrift 2004, 87: 349-370
[5] Madea B. (Hrsg) Die ärztliche Leichenschau. Springer-Verlag 1999

I. Rechtliche Rahmenbedingungen

zu untersuchen (ärztliche Leichenschau). Jede Ärztin/jeder Arzt ist zur Durchführung einer solchen Leichenschau grundsätzlich verpflichtet. Ausgenommen sind einige Inseln und Halligen vor Schleswig-Holstein, auf denen keine Ärztin oder kein Arzt ansässig ist und die verkehrsmäßig schwer zu erreichen sind (vgl. § 3 Abs. 2 Schleswig-Holsteinisches Bestattungsgesetz vom 4. Februar 2005). Dort kann eine andere geeignete Person zur Vornahme der Leichenschau ermächtigt werden.

In den letzten Jahren hat es eine Reihe von neuen Landesbestattungsgesetzen bzw. Verordnungen gegeben, so im Jahre 2001 eine neue Bayerische Bestattungsverordnung und das Brandenburgische Bestattungsgesetz, 2003 das Nordrhein-Westfälische und das Saarländische Bestattungsgesetz, im Jahre 2004 das Thüringische Bestattungsgesetz und zuletzt im Jahre 2005 das Schleswig-Holsteinische Bestattungsgesetz. In Niedersachsen steht ein neues Bestattungsgesetz zur parlamentarischen Verabschiedung an.

In diesen und in weiteren Gesetzen der Bundesländer sind folgende Sachverhalte geregelt:

1. Jede Ärztin/jeder Arzt ist zur Durchführung der Leichenschau verpflichtet.
2. Die Leichenschau ist von den Angehörigen zu veranlassen, bei Todesfällen in Krankenhäusern, Kliniken, Anstalten etc. von dem Träger der Einrichtungen, in den übrigen Fällen ggf. von den Behörden (Polizei).
3. Jede Leichenschauärztin/jeder Leichenschauarzt hat das Recht, die Örtlichkeiten zu betreten, in denen sich der Leichnam befindet.
4. Personen, die Auskünfte zu den Vorerkrankungen und den Umständen des Todeseintritts geben können, sind zu einer derartigen Auskunft verpflichtet; dies gilt insbesondere für vorbehandelnde Ärztinnen und Ärzte.
5. Die ärztliche Leichenschau ist unverzüglich durchzuführen, d. h. „ohne schuldhaftes Zögern".
6. Notärzte bzw. Notdienstärzte können sich in einigen Bundesländern, wenn sie anderweitig benötigt werden, auf die Feststellung des Todes beschränken.
7. Die Todesbescheinigung wird im Regelfall den Hinterbliebenen übergeben und ist untergliedert in einen vertraulichen und einen nicht-vertraulichen Teil.

3. Begriffsbestimmungen

8. Die Hinterbliebenen leiten die Todesbescheinigung an die zuständigen Behörden (Standesamt, Gesundheitsamt etc.) weiter. Die Angaben in den Todesbescheinigungen bilden die Grundlage für die Erstellung der Todesursachenstatistik, deren Qualität hängt somit ab von der Qualität der Daten, die der Leichenschauarzt in die Todesbescheinigung einträgt.[6]

3. Begriffsbestimmungen

Die ärztliche Leichenschau wird vorgenommen an einem Leichnam. Einige Landesgesetzgeber haben insbesondere in Abgrenzung zum bloßen Skelett bzw. Teilen eines Leichnams und/oder Skeletts näher erläutert, was unter einem Leichnam zu verstehen ist bzw. an welchen Leichenteilen eine Leichenschau vorgenommen werden muss. Der Begriff „Leiche" wird in § 1 des „Gesetzes über das Leichenwesen" der Freien Hansestadt Bremen z.B. wie folgt definiert:

(1) Menschliche Leiche im Sinne dieses Gesetzes ist der Körper einer verstorbenen Person, bei dem der körperliche Zusammenhang noch nicht durch Verwesung völlig aufgehoben ist. Als menschliche Leiche gilt auch ein Körperteil, ohne den ein Weiterleben nicht möglich ist. Als menschliche Leiche gilt weiter der Körper eines Neugeborenen, bei dem nach vollständigem Verlassen des Mutterleibes, unabhängig vom Durchtrennen der Nabelschnur oder von der Ausstoßung der Plazenta,

1. entweder das Herz geschlagen oder die Nabelschnur pulsiert oder die natürliche Lungenatmung eingesetzt hat (lebend Geborenes) und das danach verstorben ist oder

2. keines der unter Nummer 1 genannten Lebenszeichen vorhanden war, das Geburtsgewicht jedoch mindestens 500 g betrug (Totgeborenes).

(2) Keine menschliche Leiche ist eine Leibesfrucht mit einem Gewicht unter 500 g, bei der nach vollständigem Verlassen des Mutterleibes keine der in Absatz 1 Nr. 1 genannten Lebenszeichen vorhanden war (Fehlgeborenes).

---

[6] Trube-Becker E. Leichenschauschein und Todesursachenstatistik. Versicherungsmedizin 1991, 43: 37-41

I. Rechtliche Rahmenbedingungen

Die Begriffsbestimmungen sind bundesweit nicht einheitlich, aber im Grundsatz ähnlich ohne Abweichungen in den zentralen Fragen. Erwähnenswert sind folgende Begriffsbestimmungen aus dem aktuellen Schleswig-Holsteinischen Bestattungsgesetz vom 4. Februar 2005:

§ 2 Nr. 2 [Leichenteile]

Leichenteile sind mit Ausnahme des Kopfes und des Rumpfes alle übrigen abgetrennten Körperteile und abgetrennten Organe einer verstorbenen Person.

§ 2 Nr. 3 [Infektionsleiche]

Eine Infektionsleiche ist eine verstorbene Person, die an einer meldepflichtigen Krankheit gemäß dem Infektionsschutzgesetz oder einer anderen schweren, übertragbaren Krankheit gelitten hat, die durch die Leiche verbreitet werden kann. Der Krankheit steht der Verdacht gleich, an einer Krankheit im Sinne des Satzes 1 gelitten zu haben.

§ 2 Nr. 4 [Totgeborenes]

Ein Totgeborenes ist ein Totgeborenes oder in der Geburt Verstorbenes mit einem Gewicht von mindestens 500 g, bei dem sich nach vollständigem Verlassen des Mutterleibes kein Lebenszeichen (Herzschlag, natürliche Lungenatmung oder pulsierende Nabelschnur) gezeigt hat.

§ 2 Nr. 5 [Fehlgeburt]

Eine Fehlgeburt ist eine menschliche Leibesfrucht, welche nach vollständigem Verlassen des Mutterleibes kein Lebenszeichen gemäß Nr. 4 aufweist und weniger als 500 g wiegt.

Von besonderer Bedeutung sind einerseits die Sorgfaltsanforderungen an die Durchführung der ärztlichen Leichenschau und andererseits die vom Leichenschauarzt vorzunehmende Klassifikation der Todesart.

4. Die Bedeutung der ärztlichen Leichenschau

In den Leichenschaugesetzen der Bundesländer finden sich Vorgaben zur Sorgfalt der ärztlichen Leichenschau. Einige Regelungen verlangen lediglich die Durchführung einer „gründlichen" Leichenschau an dem „entkleideten" Leichnam (z.B. § 15 Abs. 2 saarländisches Bestattungsgesetz). Andere Regelungen werden konkreter, so z.b. § 3 der bayerischen Bestattungsverordnung:

... die Feststellung eines natürlichen Todes setzt in jedem Fall die Durchführung der Leichenschau an der vollständig entkleideten Leiche voraus. Die Leichenschau an der vollständig entkleideten Leiche erfolgt unter Einbeziehung aller Körperregionen einschließlich aller Körperöffnungen, des Rückens und der behaarten Kopfhaut.

Mit derartigen Regelungen wird die bei der ärztlichen Leichenschau zu verlangende Sorgfalt umschrieben, die Sorgfaltsanforderungen werden dann teilweise weitergehend konkretisiert durch die Gestaltung der Todesbescheinigungen.

4.1 Todesbescheinigungen

Die Todesbescheinigungen werden unterteilt in einen vertraulichen und einen nicht-vertraulichen Teil und müssen einem von der zuständigen Behörde, im Regelfall das zuständige Landesministerium bzw. der zuständige Senator, festgelegten Muster entsprechen.

Der nicht-vertrauliche Teil ist für das zuständige Standesamt bestimmt und enthält Angaben zur Person des Verstorbenen, vor allem die Angaben, die für eine Eintragung in das Sterbebuch und für die Bestattung erforderlich sind (gemäß § 37 Personenstandsgesetz; PStG). Ferner werden Angaben verlangt zur Art der Identifizierung, zur Feststellung des Todes, zur Todesart sowie Zusatzangaben bei Totgeborenen, Angaben zu einer eventuellen Schwangerschaft und Hinweise auf das Infektionsschutzgesetz (IfschG).

Auch die Todesbescheinigungen weisen – je nach Bundesland – Unterschiede auf. Neben Angaben zu Befunden am Leichnam (Totenflecke, Totenstarre, Fäulnis) verlangt z.B. die nordrhein-westfälische Todesbescheinigung in einer eigenen Rubrik auch die Beantwortung der Frage, ob die Leichenschau am unbekleideten Leichnam durchgeführt wurde. Bei Verneinung dieser Frage muss einerseits mit Rückfragen gerechnet werden,

I. Rechtliche Rahmenbedingungen

andererseits kann bei nicht sorgfältiger Leichenschau auch ein Ordnungswidrigkeitenverfahren eingeleitet werden.[7] Zwingende Konsequenz einer Verneinung dieser Frage muss die Angabe einer ungeklärten Todesart sein.

4.2 Leichenschein

Die Todesbescheinigung ist zu unterscheiden vom Leichenschein. Landesgesetzlich festgelegte Rechtsfolgen hat nur die Todesbescheinigung, nicht aber der in einigen Bundesländern eingeführte vorläufige Leichenschein. Diesen können Notärzte bzw. Notdienstärzte ausfüllen, wenn sie zum nächsten Einsatz gerufen werden; anschließend ist ein eigentlicher Leichenschauarzt für die Leichenschau zu rufen. Ist der Tod bereits für medizinische Laien erkennbar eingetreten – eindeutige Totenflecke, Totenstarre, fäulnisbedingte Veränderungen – , dann darf der Notarzt bzw. Notdienstarzt nicht mehr gerufen werden, weil in diesen Fällen notärztliche Rettungsmaßnahmen ersichtlich nicht mehr in Betracht kommen; hier kann sogleich der endgültige Leichenschauarzt informiert werden (nach Möglichkeit der Hausarzt des Verstorbenen).

4.3 Durchführung der ärztlichen Leichenschau

Die Leichenschauärztin bzw. der Leichenschauarzt hat Feststellungen zu treffen zu folgenden Punkten:

- Feststellung des Todes (Angabe sicherer Todeszeichen)
- Feststellung der Personalien des Verstorbenen (lt. Bundespersonalausweis, nach Angaben von Hinterbliebenen, Polizeibeamten etc.; ggf. „Identität ungeklärt")
- Angabe der Todesart (natürlich, Verdacht auf nichtnatürlich, ungeklärt)
- Angabe der Todesursache – aus medizinischer Sicht mit kurzer Darlegung der Grunderkrankung und wie diese zum Tode geführt hat (im Sinne einer Ursachenkaskade; Endzustände wie „akutes Herzversagen" sind konstitutiver Bestandteil jedes Todeseintritts und wenig aussagekräftig!)
- Angabe des Todeszeitpunktes (soweit möglich; bei der Angabe eines Todeszeitpunktes bzw. eines Todeszeitraumes ist Zurückhaltung geboten, ggf. sollte ein Rechtsmediziner hinzugezogen werden)

---

[7] Schneider V. Die Leichenschau – Ein Leitfaden für Ärzte. Fischer-Verlag, Stuttgart 1987

4. Die Bedeutung der ärztlichen Leichenschau

- Angabe bzw. Mitteilung einer meldeflichtigen Berufskrankheit, einschließlich Wegeunfall (siehe die offizielle Liste anerkannter Berufskrankheiten gemäß Berufskrankheitenverordnung (BKVO))
- Angabe bzw. Mitteilung einer meldepflichtigen Erkrankung nach dem Infektionsschutzgesetz (IfschG).

4.3.1 Fehlerhaft durchgeführte Leichenschau

In Einzelfällen wurden auch Strafverfahren gegen Leichenschauärzte eingeleitet, weil mangels sorgfältiger Leichenschau ein nichtnatürlicher Tod nicht erkannt wurde. Bekannt geworden ist ein Fall vor dem AG Wennigsen:

Beispiel 1 - Übersehene hellrote Totenflecke bei Kohlenmonoxidintoxikation[8]
Der angeklagte Arzt wurde zu einer leblos im Badezimmer gefundenen 70-jährigen Frau gerufen. Bei der Leichenschau ohne Entkleidung des Leichnams registrierte er nicht die hellroten Totenflecke und kam daher nicht auf den Verdacht einer tödlichen Kohlenmonoxidintoxikation. Erst als wenig später die Tochter der Verstorbenen ebenfalls leblos im gleichen Badezimmer gefunden wurde, stellte sich heraus, dass beide Frauen an einer Kohlenmonoxidintoxikation verstorben waren.

Vorrangige Aufgabe insbesondere des herbeigerufenen Notarztes bzw. Leichenschauarztes ist die Feststellung, ob ärztliche Hilfsmaßnahmen eingeleitet werden müssen oder ob der Tod bereits eingetreten ist. Zuverlässig kann hier nur auf sichere Todeszeichen (Totenflecke und Totenstarre, im Einzelfall auch schwerwiegende nicht überlebbare Verletzungen, eindeutige Zeichen der längeren Leichenliegezeit bzw. Fäulnis) abgestellt werden. Besondere Vorsicht ist geboten bei unterkühlten und/oder intoxikierten Personen. Bei dieser Personengruppe wurden Fälle bekannt, in denen fälschlicherweise eine Todesbescheinigung ausgestellt wurde, obwohl sich kurz danach herausstellte, dass die Betroffenen noch lebten. Derartige Fehlleistungen bei der ärztlichen Leichenschau können ebenfalls zur Einleitung eines strafrechtlichen Ermittlungsverfahrens führen.

4.3.2 Klassifikation von Todesart und Todesursache

Nach der Feststellung des Todes ist Aufgabe des Leichenschauarztes einerseits die Angabe der Todesart und andererseits die Festlegung der Todesursache. Darüber hinaus müssen die Personalien festgehalten werden.

---

[8] AG Wennigsen, NJW 1989, 786 – Sachverhalt gekürzt

I. Rechtliche Rahmenbedingungen

Die Qualifikation der Todesart ist juristisch bedeutsam und stellt eine entscheidende Weichenstellung dar.[9] Bei der Qualifikation der Todesart wird in den meisten Bundesländern unterschieden zwischen

- natürlichem Tod,
- Verdacht auf nichtnatürlichen Tod und
- ungeklärter Todesart.

Geläufig sind zur Klassifikation der Todesart in der Literatur folgende Definitionen:

- **Natürlicher Tod**

Ein natürlicher Tod ist ein Tod aus krankhafter innerer Ursache, der völlig unabhängig von rechtlich bedeutsamen äußeren Faktoren eingetreten ist.

- **Verdacht auf nichtnatürlichen Tod**

Ein nichtnatürlicher Tod ist ein Todesfall, der auf ein von außen verursachtes, ausgelöstes oder beeinflusstes Geschehen zurückzuführen ist.

- **Ungeklärter Todesfall**

Eine ungeklärte Todesart ist einzutragen, wenn allein auf Grund der ärztlichen Leichenschau sich mangels hinreichender Anhaltspunkte für einen natürlichen Tod die Todesart nicht abschließend festlegen lässt; eine Obduktion ist dann erforderlich.[10]

Wird ein natürlicher Tod bescheinigt, so kann der Leichnam ohne weiteres erdbestattet werden, eine zusätzliche behördliche Kontrolle findet nicht statt! Bei dem Verdacht eines nichtnatürlichen Todes und bei ungeklärter Todesart ist ebenso wie bei einem nicht identifizierten Leichnam die Polizei zu benachrichtigen. Insofern ist verständlich, dass die Abgrenzung der Todesarten von wesentlicher Bedeutung ist. Werden zum Zeitpunkt der ärztlichen Leichenschau Anhaltspunkte bzw. Verdachtsmomente für einen nichtnatürlichen Tod übersehen, so ist davon auszugehen, dass im konkreten Fall endgültig die Möglichkeit der Geltendmachung von straf-, zivil- und versicherungsrechtlichen Ansprüchen genommen wird. Nur selten ist eine spätere Korrektur möglich, unter Umständen wird dann zur Beweissicherung eine Exhumierung erforderlich. Wurden bei der überwiegend landesgesetzlich vorgesehenen zweiten Leichenschau vor der Feuerbestattung (sog. Feuerbestattungsleichenschau) derartige Anhaltspunkte für einen nichtnatürlichen

---

[9] Madea B., Dettmeyer R. Ärztliche Leichenschau und Todesbescheinigung. Dtsch Ärztebl 2003, 100, A 3161-3179

[10] Brinkmann B., Püschel K. Definition natürlicher, unnatürlicher, unklarer Tod. Todesursachenklärung. Derzeitige Praxis. Medizinrecht 1991, 233 ff.

4. Die Bedeutung der ärztlichen Leichenschau

Tod (Verdacht auf NNT) ebenfalls nicht beachtet, ist eine spätere Beweisführung durch Untersuchung des Leichnams bzw. eine Obduktion naturgemäß nicht mehr möglich, da der Leichnam feuerbestattet wurde.

4.3.3 Nichtnatürlicher Tod

§ 2 Nr. 6 des Schleswig-Holsteinischen Bestattungsgesetzes bietet eine Legaldefinition des nichtnatürlichen Todes:

Ein nichtnatürlicher Tod liegt dann vor, wenn der Tod durch Selbsttötung, einen Unglücksfall oder durch andere Einwirkung, bei der ein Verhalten einer oder eines Dritten ursächlich gewesen ist, eingetreten ist.

Diese recht weite Definition findet sich ähnlich in § 6 Abs. 3 S. 2 des Thüringischen Bestattungsgesetzes, jedoch mit einer zusätzlichen Konkretisierung durch Aufnahme des ärztlichen Behandlungsfehlers:

Als nichtnatürlich ist ein Tod anzunehmen, der durch Selbsttötung, einen Unfall, einen ärztlichen Behandlungsfehler oder durch eine sonstige äußere Einwirkung, bei der ein Verhalten eines Dritten ursächlich gewesen sein könnte (Tod durch fremde Hand), eingetreten ist.

Im Einzelfall ist entscheidend, ob Anhaltspunkte für einen nichtnatürlichen Tod sicher ausgeschlossen werden können. Andernfalls greift die Regelung des § 159 StPO [Unnatürlicher Tod; Leichenfund]:

(1) Sind Anhaltspunkte dafür vorhanden, dass jemand eines nichtnatürlichen Todes gestorben ist, oder wird der Leichnam eines Unbekannten gefunden, so sind die Polizei- und Gemeindebehörden zur sofortigen Anzeige an die Staatsanwaltschaft oder an das Amtsgericht verpflichtet.

(2) Zur Bestattung ist die schriftliche Genehmigung der Staatsanwaltschaft erforderlich.

Die Verdachtsmomente für einen nichtnatürlichen Tod sollen zumindest derart konkret sein, dass sie wenigstens auf die entfernte Möglichkeit einer Straftat hinweisen. Allerdings können solche Anhaltspunkte sich auch aus dem Ort der Auffindung ergeben oder allein aus der Tatsache, dass es sich um einen jüngeren Menschen handelt.[11] Es ist auch darauf hinzuweisen, dass sich „Anhaltspunkte für einen nichtnatürlichen Tod" nicht ausschließlich aus Befunden am Leichnam selbst herleiten lassen müssen.[12] So konkretisiert § 6 Abs. 3 S. 3 des Thüringischen Bestattungsgesetzes:

Ergibt die Untersuchung der Leiche keine Anhaltspunkte für einen nichtnatürlichen Tod, legen aber die Gesamtumstände Zweifel an einem natürlichen Tod nahe, muss im Totenschein vermerkt werden, dass die Todesart nicht aufgeklärt ist.

Von besonderer Bedeutung sind somit Befunde, die den Verdacht auf einen „nichtnatürlichen" Tod begründen können.

Im Einzelfall kann auch zu bedenken sein, dass der Verstorbene an einer Erkrankung gelitten hat, die in der Liste der Berufskrankheiten genannt wird.[13] Berufskrankheiten sind, natürlich umso mehr wenn sie von (mit-)todesursächlicher Bedeutung sein können, ausnahmslos meldepflichtig.[14] Dabei muss die Berufskrankheit als solche nicht sicher nachgewiesen sein, es reicht auch hier ein entsprechender Verdacht. Unter den Begriff der Berufskrankheit werden auch Wegeunfälle gefasst, insbesondere bei Verkehrsunfällen wird daher zu klären sein, ob der Verkehrsunfalltote sich auf dem Weg zum Arbeitsplatz oder vom Arbeitsplatz zu seiner Wohnung befunden hat.

4.3.4 Exitus in tabula

Ebenfalls problematisch kann die Angabe der Todesart sein bei ärztlich (iatrogen) verursachtem Tod, insbesondere beim „Exitus in tabula".[15] Gerade bei plötzlichen und unerwarteten Todesfällen während ärztlicher Maßnahmen zeigt sich, dass die Klassifikation der Todesart als „nichtnatürlich" vollkommen unabhängig zu betrachten ist von einem Schuldvorwurf.

---

[11] Kleinknecht Th., Meyer-Goßner L. Kommentar zur Strafprozessordnung, C. H. Beck, 47. Aufl., München 2004, § 159 Rn. 5
[12] Krause D., Schneider V., Blaha R. Leichenschau am Fundort. Ein rechtsmedizinischer Leitfaden, 4. Aufl., Ullstein 1998
[13] Dettmeyer R., Medizin & Recht für Ärzte. Springer-Verlag 2001
[14] Eine Anzeigepflicht von Berufskrankheiten ergibt sich auch aus § 202 S. 1 und 2 SGB VII
[15] Reber A., Dettmeyer R. Exitus in tabula – Anästhesiologische und medizinrechtliche Aspekte. Der Anaesthesist 2004, 52, 1179-1190

4. Die Bedeutung der ärztlichen Leichenschau

Im Regelfall handelt es sich beim „Exitus in tabula" um einen Todesfall infolge einer vorbestehenden inneren Erkrankung oder infolge eines Eingriffs, währenddessen ein innewohnendes (aufklärungspflichtiges) und im Einzelfall unvermeidbares Risiko aufgetreten ist. Dennoch gibt es in dieser Frage häufiger Differenzen in der Beurteilung zwischen Medizinern und Juristen. Dabei ist zu unterscheiden:

a) Aus Sicht der Mediziner kann ein natürlicher Tod vorliegen, wenn sich ein Risiko der Grunderkrankung des Patienten realisiert oder sich innerhalb eines Eingriffs ein infolge ordnungsgemäßer Aufklärung und Einwilligung des Patienten erlaubtes Risiko realisiert hat bei gleichzeitig fehlenden Anhaltspunkten für einen Behandlungsfehler. Demgegenüber könnten insbesondere Juristen jedoch argumentieren, dass auch bei der Verwirklichung eines eingriffstypischen letalen Risikos der Tod des Patienten jedenfalls nicht zum gegebenen Zeitpunkt eingetreten wäre. Mit der gegebenen Vorverlegung des Todeszeitpunktes wäre bei einem Exitus in tabula nahezu immer der Verdacht eines nichtnatürlichen Todes gegeben.

b) Wurde allerdings die Grunderkrankung bereits von rechtlich bedeutsamen Faktoren bestimmt (vorangegangener Verkehrsunfall, Berufskrankheiten etc.), dann liegt ein nichtnatürlicher Tod vor.

c) Bei medizinisch nicht zu klärender Todesursache oder Anhaltspunkten (nicht Beweisen!) für einen Behandlungsfehler muss die Todesart zumindest als ungeklärt angegeben werden.

Die Problematik sei an einem Beispiel verdeutlicht:

Beispiel 2 - Tödliche Blutung bei Punktion eines Lungenrundherdes
Bei einem Patienten wurde ein unklarer kleiner Rundherd in der Lunge festgestellt. Um diagnostisch eine Klärung herbeizuführen, wurde eine Bronchoskopie (Lungenspiegelung) durchgeführt mit Entnahme einer Gewebeprobe (Feinnadelbiopsie). Als Folge der Biopsie kam es während des Eingriffs zu einer unstillbaren Blutung aus dem punktierten tumorverdächtigen Gewebe. Trotz sofort eingeleiteter Rettungsmaßnahmen gelang es nicht, die Blutung zu kontrollieren und der Patient verstarb. Da die Blutung aus dem vorbestehenden tumorverdächtigen Gewebe erfolgte, gingen die behandelnden Ärzte von einem natürlichen Tod aus. Aus juristischer Sicht war jedoch davon auszugehen, dass der Patient selbst mit einem kleinen malignen Tumor in der Lunge unter Umständen noch viele Jahre gelebt hätte, er also ohne den ärztlichen Eingriff nicht zum gegebenen Zeitpunkt gestorben wäre, es müsse daher von einem nichtnatürlichen Tod gesprochen werden. Da

I. Rechtliche Rahmenbedingungen

der Patient ordnungsgemäß aufgeklärt worden war, auch über das Risiko einer tödlichen Blutung, und sich keine Anhaltspunkte für einen Behandlungsfehler ergaben, wurde das Verfahren gegen die behandelnden Ärzte nach § 170 Abs. 2 StPO eingestellt.

Es findet sich teilweise die Ansicht, bei einem Exitus in tabula könne im Regelfall von einem natürlichen Tod ausgegangen werden, da eine tatsächliche Erkrankung bzw. entsprechende Beschwerden jedenfalls Anlass des ärztlichen Eingriffs waren und sich dann eine unvorhersehbare Komplikation realisiert habe. Dies ist bei einer Vielzahl von Fällen eines Exitus in tabula sicherlich auch zutreffend. Weiter wird gesagt, erst wenn sich konkrete Anhaltspunkte für einen Verstoß gegen anerkannte Regeln der ärztlichen Sorgfalt ergeben – als Verdacht auf einen Behandlungsfehler – , müsse ein ungeklärter Tod oder der Verdacht auf einen nichtnatürlichen Tod angekreuzt werden. Diese Ansicht übersieht jedoch, dass es normalerweise die behandelnden Ärzte sind, die auch beim Exitus in tabula die Todesbescheinigung ausstellen können. Diese müssten dann bei einem gegebenen Behandlungsfehlerverdacht die Einleitung eines strafrechtlichen Ermittlungsverfahrens gegen sich selbst über die Angabe der Todesart in der Todesbescheinigung veranlassen. Dazu sind die Ärzte aber nicht verpflichtet, ihnen steht im Gegenteil ein Auskunftsverweigerungsrecht zu, § 55 StPO. Ein Ausweg aus diesem Dilemma wäre, dass bei allen Fällen von Exitus in tabula die Todesbescheinigung grundsätzlich von einem neutralen und vollkommen unbeteiligten Arzt ausgestellt werden sollte.

Bei Angabe des Verdachts auf eine nichtnatürliche bzw. ungeklärte Todesart werden die Ermittlungsbehörden automatisch informiert. Es ist zu empfehlen, sich nicht auf die Angabe des Verdachts einer nichtnatürlichen bzw. ungeklärten Todesart in der Todesbescheinigung zu beschränken, sondern sofort die Polizei zu informieren. Das Unterlassen einer Meldung wird ggf. als Ordnungswidrigkeit geahndet. Erlangt die Polizei erst über die bei der kommunalen Behörde (Standesamt) eingereichte Todesbescheinigung Kenntnis von einem nichtnatürlichen bzw. ungeklärten Todesfall, so sorgt dies schon deshalb für Unmut, weil zwischenzeitlich – womöglich am Wochenende – relativ viel Zeit vergangen ist, bevor ermittlungsseitige Maßnahmen zur Klärung des Sachverhalts ergriffen werden können und möglicherweise Spuren vernichtet wurden.

Wurde bereits – etwa vom Notarzt oder vom Notdienstarzt – eine Todesbescheinigung ausgestellt, so kommt das Ausstellen einer zweiten Todesbescheinigung nicht in Betracht! Dies gilt selbstverständlich auch, wenn seitens der ermittelnden Beamten verlangt werden sollte, es möge eine neue Todesbescheinigung ausgestellt werden mit Angabe einer anderen Todesart, insbesondere es möge ein natürlicher Tod statt einer nichtnatürlichen oder ungeklärten Todesart attestiert werden.[16] Bei der Todesbescheinigung handelt es sich um eine Urkunde im Sinne des § 267 StGB. Wurde diese Urkunde vom Leichenschauarzt vollständig ausgefüllt, unterzeichnet und dann aus der Hand gegeben (juristisch: in Verkehr gebracht), dann kann die Vornahme von Änderungen zum Vorwurf der Urkundenfälschung führen. Ist das Ausstellen einer zweiten Todesbescheinigung in seltenen Fällen unvermeidlich, z.B. weil die erste Todesbescheinigung verloren ging, dann sollte dies zusätzlich handschriftlich in der Todesbescheinigung vermerkt werden.

5. Das Totensorgerecht der Hinterbliebenen

Grundsätzlich steht den Hinterbliebenen ein Totensorgerecht zu, welches ein Verfügungsrecht über den Leichnam bzw. die Leichenteile einschließt. Das Verfügungsrecht wird teilweise gewohnheitsrechtlich begründet.[17] Die Landesgesetzgeber haben die Rangfolge der totensorgeberechtigten Hinterbliebenen festgelegt. So heißt es in § 2 Nr. 12 des schleswig-holsteinischen Bestattungsgesetzes (Hinterbliebene):

Hinterbliebene sind die folgenden volljährigen Personen:

a) *die Ehegattin oder der Ehegatte,*

b) *die eingetragene Lebenspartnerin oder der eingetragene Lebenspartner,*

c) *leibliche und adoptierte Kinder,*

d) *Eltern,*

e) *Geschwister,*

f) *Großeltern und*

g) *Enkelkinder*
der verstorbenen Person.

---

[16] Waider H., Madea B. Zur ärztlichen und rechtlichen Problematik bei mehrfacher Todesbescheinigung. Arch Kriminol 1992, 190: 176-182
[17] Dettmeyer R. Die verfassungsrechtlichen Grenzen der gesetzlichen Einführung einer Verwaltungssektion bei medizinisch unklaren Todesfällen. Reihe Bochumer Schriften zum Sozialrecht (BOSS), Band 3, P. Lang, Frankfurt a. M. 1999

I. Rechtliche Rahmenbedingungen

Soweit das Gesetz den Hinterbliebenen eine Pflicht auferlegt oder ein Recht einräumt, sind sie in der hier bestimmten Reihenfolge zur Erfüllung verpflichtet oder zur Wahrnehmung berechtigt. Gelegentlich wollen Angehörige bei der ärztlichen Leichenschau (oder auch bei der zweiten Leichenschau, der Feuerbestattungsleichenschau) anwesend sein. Hier ist zu bedenken, dass es sich bei der ärztlichen Leichenschau um eine ärztliche Untersuchungsmaßnahme handelt, bei der die Anwesenheit Dritter von der Leichenschauärztin bzw. dem Leichenschauarzt nicht geduldet zu werden braucht. Auch unterliegen bei der Leichenschau erhobene Befunde grundsätzlich der ärztlichen Schweigepflicht (§ 203 StGB), diese gilt auch gegenüber den Hinterbliebenen. Da jedoch die totensorgeberechtigten Hinterbliebenen nicht daran gehindert werden können, den Leichnam gegebenenfalls selbst zu inspizieren, etwa in den Räumen des beauftragten Bestatters, sollte hier das Gespräch gesucht werden, um im Einzelfall zu prüfen, welche Intention Hinterbliebene verfolgen mit dem Wunsch nach Anwesenheit bei der Leichenschau.

6. Obduktion

6.1 Klassifikation

Eine Reihe von Bestattungsgesetzen der Bundesländer regelt darüber hinaus die Zulässigkeit von Obduktionen. Grundsätzlich gilt der Leichnam eines Menschen nicht als verkehrsfähige Sache („res extra commercium"). Lediglich im Beschlagnahmerecht der Strafprozessordnung (StPO) wird der Leichnam als beschlagnahmefähige Sache behandelt.[18] Allerdings erfolgt seitens der Staatsanwaltschaft statistisch gesehen eine Entscheidung zugunsten der Todesursachenklärung durch eine Obduktion nach Beschlagnahme des Leichnams nur im Verhältnis 1:9 bis 1:19, d.h. nur jeder 10. bis 20. Todesfall mit ungeklärter Todesart oder dem Verdacht auf einen nichtnatürlichen Tod wird einer tatsächlichen medizinischen Todesursachenklärung zugeführt.

Nicht zuletzt mangels einheitlicher bundes- wie landesgesetzlicher Regelungen gibt es in der Bundesrepublik Deutschland verschiedene Rechtsgrundlagen zur Durchführung einer Obduktion. Dabei ist zu unterscheiden:

---

[18] Dettmeyer R. Rechtsnatur des Leichnams, in: Brinkmann B., Madea B. (Hrsg) Handbuch gerichtliche Medizin, Band 1, Springer-Verlag 2004, 18 ff.

6. Obduktion

1. die klinisch-wissenschaftliche Sektion,
2. die gerichtliche bzw. rechtsmedizinische Obduktion gemäß §§ 87ff Strafprozessordnung,
3. die anatomische Sektion,
4. die Obduktion gemäß Feuerbestattungsgesetz (nur noch in einzelnen Bundesländern in Kraft),
5. die Obduktion gemäß § 26 Infektionsschutzgesetz (IfschG),
6. die versicherungsrechtliche Obduktion bzw. Obduktion im Auftrag der gesetzlichen Unfallversicherung (Berufsgenossenschaften),
7. die privatversicherungsrechtlich begründete Obduktion,
8. die so genannte Verwaltungssektion, welche als Variante lediglich in den Stadtstaaten Bremen und Hamburg landesgesetzlich verankert ist.

Die *gerichtliche bzw. rechtsmedizinische* Obduktion gemäß §§ 87ff der Strafprozessordnung wird bei Eilbedürftigkeit unmittelbar von der Staatsanwaltschaft angeordnet, in den übrigen Fällen erfolgt die Anordnung der Obduktion vom zuständigen Amtsrichter auf Antrag der Staatsanwaltschaft. Die zuständigen Amtsrichter prüfen lediglich, ob die Staatsanwaltschaft sich mit der Beantragung einer Obduktion im Rahmen des ihr zustehenden Ermessens bewegt, eine eigenständige Prüfung der Notwendigkeit einer konkreten Obduktion findet nicht statt. Deshalb kommt es nur äußerst selten vor, dass ein Amtsrichter die Anordnung einer von der Staatanwaltschaft beantragten Obduktion ablehnt. Gemäß § 87 Abs. 1 StPO wird die Obduktion von zwei Obduzenten vorgenommen, behandelnde Ärzte kommen als Obduzenten nicht in Betracht (§ 87 Abs. 2 StPO), können jedoch zur Obduktion hinzugerufen werden.

Die *klinisch-wissenschaftliche* Obduktion findet vorwiegend in den Instituten für Pathologie an den Krankenhäusern und Kliniken statt. Rechtsgrundlage ist mittlerweile in einer Reihe von Bundesländern das jeweilige Landesgesetz, unter Umständen aber auch der entsprechende Krankenhausaufnahmevertrag, soweit dieser eine so genannte Obduktionsklausel enthält. Dabei ist im Grundsatz zu unterscheiden: Eine klinisch-wissenschaftliche Obduktion darf in einigen Bundesländern durchgeführt werden, wenn entweder die Zustimmung des Verstorbenen vorliegt oder – soweit der Verstorbene keine Regelung getroffen hat und ein entgegenstehender Wille nicht bekannt ist – die Zustimmung der Hinterbliebenen (in der oben genannten Rangfolge). Dabei handelt es sich um die sog. *erweiterte Zustimmungslösung*, wie sie auch im Transplantationsrecht gilt.

I. Rechtliche Rahmenbedingungen

Einige Länder (z.B. Hamburg, Berlin, das Saarland) sehen die Information der Hinterbliebenen über die geplante Obduktion vor und erlauben die Durchführung einer Obduktion, wenn innerhalb einer gesetzten Frist (z.b. gemäß § 45 des saarländischen Bestattungsgesetzes innerhalb von 12 Tagesstunden) seitens der Hinterbliebenen kein Widerspruch erfolgt ist – so genannte *erweiterte Widerspruchslösung*.

Wird eine klinisch-wissenschaftliche Obduktion vorgenommen und finden sich dabei Verdachtsmomente bzw. Anhaltspunkte für einen nichtnatürlichen Tod, so hat der zuständige Obduzent dies nach den mittlerweile in nahezu allen Bundesländern entsprechend formulierten Bestattungsgesetzen bzw. Bestattungsverordnungen unverzüglich zu melden.[19] Beispielhaft sei § 9 Abs. 4 des Schleswig-Holsteinischen Bestattungsgesetzes vom 4. Februar 2005 zitiert:

(4) Ergeben sich während der Leichenöffnung Anhaltspunkte für einen nichtnatürlichen Tod, verständigt die ärztliche Person unverzüglich die Polizei. Die Leichenöffnung darf nur mit Zustimmung der Staatsanwaltschaft fortgesetzt werden.

Noch immer gilt, dass die Diskrepanzen zwischen den zu Lebzeiten angenommenen klinischen Diagnosen bei einem Patienten und den anlässlich der Obduktion erhobenen Befunden erheblich sind, zahlreiche Befunde bzw. Diagnosen also zu Lebzeiten nicht gestellt worden waren.[20]

Neben der gerichtlichen bzw. rechtsmedizinischen Obduktion und den klinisch-wissenschaftlichen Obduktionen spielen die weiteren oben genannten Obduktionsarten quantitativ keine bedeutsame Rolle.

Insgesamt gibt es derzeit in der Bundesrepublik Deutschland eine auch im internationalen Vergleich extrem niedrige Obduktionsquote. In diesem Zusammenhang ist darauf hinzuweisen, dass die gesetzlichen Regelungen gerade bei der klinisch-wissenschaftlichen

---

[19] Wegener R., Rummel J. Nichtnatürliche Todesfälle – Was der Pathologe wissen muss. Verh Dtsch Ges Path 2001, 85: 109-117
[20] Bauer T. M., Potratz D., Göller T., Wagner A., Schäfer R. Qualitätskontrolle durch Autopsie – Wie häufig korrigiert der Obduktionsbefund die klinische Diagnose? Dtsch Med Wochenschr 1991, 116: 801 ff.

6. Obduktion

Sektion durchaus einen Einfluss auf die Sektionshäufigkeit haben. So wird bei Geltung der erweiterten Widerspruchslösung häufiger obduziert als bei Geltung der erweiterten Zustimmungslösung.[21]

6.2 Obduktionsärzte

Die gerichtliche bzw. rechtsmedizinische Sektion wird gemäß § 87 Abs. 2 S. 1 StPO von zwei Obduzenten durchgeführt, beide sind gleichberechtigte Sachverständige, müssen das Obduktionsprotokoll unterzeichnen und das zugehörige und häufig zunächst vorläufige Obduktionsgutachten vertreten. Einer der beiden Ärzte muss gemäß § 87 Abs. 2 S. 2 StPO Gerichtsarzt oder Leiter eines öffentlichen gerichtsmedizinischen oder pathologischen Instituts oder ein von diesem beauftragter Arzt des Instituts mit gerichtsmedizinischen Fachkenntnissen sein. Ausdrücklich ist in § 87 Abs. 2 S. 3 StPO festgelegt, dass der Arzt, welcher den Verstorbenen in der dem Tod unmittelbar vorausgegangenen Krankheit behandelt hat, die Leichenöffnung nicht vornehmen darf. Ein solcher Arzt kann jedoch aufgefordert werden, der Leichenöffnung beizuwohnen, um aus seiner Kenntnis der Krankheitsgeschichte Aufschlüsse zu geben (§ 87 Abs.2 S.4 StPO). Auch der Umfang der Leichenöffnung bei gerichtlichen Obduktionen ist in der Strafprozessordnung vorgegeben: § 89 StPO schreibt vor, dass sich die Leichenöffnung, soweit dies der Zustand der Leiche gestattet, stets auf die Öffnung der Kopf-, Brust- und Bauchhöhle erstrecken muss. Weitere Vorgaben zur Durchführung einer gerichtlichen Obduktion finden sich in der Literatur.[22]

Die Obduzenten sind bei gerichtlichen Sektionen Sachverständige im Auftrag der Staatsanwaltschaft während des Ermittlungsverfahrens. Dies bedeutet, dass Auskünfte über das Obduktionsergebnis ausschließlich an die zuständigen Ermittlungsbehörden gegeben werden dürfen. Nicht selten kommen Anfragen von Ärztinnen und Ärzten (vorbehandelnde Ärzte, Notärzte) und es wird um Mitteilung des Obduktionsergebnisses gebeten, auch Hinterbliebene möchten gelegentlich frühzeitig über das Ergebnis der Sektion informiert werden. Derartige Auskünfte können nur nach ausdrücklicher Genehmigung durch die Ermittlungsbehörden erfolgen.

---

[21] Georgii A., Meliss R. Häufigkeit klinischer Obduktionen unter der Widerspruchs- gegenüber der Zustimmungslösung an der Medizinischen Hochschule Hannover. Pathologe 1992, 190-195
[22] Brinkmann B. Harmonisation of medico-legal autopsy rules. Int J Leg Med 1999, 1-14

I. Rechtliche Rahmenbedingungen

7. Zusammenfassung

Jede Ärztin/jeder Arzt ist zur Leichenschau verpflichtet und hat nach Feststellung des Todes eine Todesbescheinigung auszufüllen. Darin ist auch die Todesursache und die Todesart anzugeben. Letztere wird üblicherweise unterteilt in natürlich, nichtnatürlich und ungeklärt. Der Verdacht auf einen nichtnatürlichen Tod muss sich nicht zwingend ergeben aus Befunden am Leichnam selbst, derartige Verdachtsmomente bzw. Anhaltspunkte im Sinne des § 159 StPO können auch aus den Gesamtumständen resultieren. Bei dem Verdacht auf eine nichtnatürliche oder ungeklärte Todesart ist die ärztliche Leichenschau abzubrechen, es erfolgt die Information der Ermittlungsbehörden. Dies gilt auch für den Leichnam einer unbekannten Person.

Die Ermittlungsbehörden veranlassen weitere Feststellungen einschließlich einer Entscheidung über eine gerichtliche Obduktion gemäß §§ 87 ff. StPO. Wird ein natürlicher Tod attestiert, dann kann der Leichnam unmittelbar erdbestattet werden. Im Falle einer vorgesehenen Feuerbestattung des Leichnams erfolgt die gesetzlich vorgeschriebene zweite Leichenschau mit nochmaliger Überprüfung der Plausibilität der Todesursache und der Todesartqualifikation. Dennoch gibt es eine Dunkelziffer von nicht registrierten nichtnatürlichen Todesfällen. Neben der gerichtlichen Obduktion gemäß §§ 87 ff. StPO finden klinische Sektionen statt in den Instituten für Pathologie. Rechtsgrundlage sind hier die Landesgesetze oder entsprechende Krankenhausaufnahmeverträge mit einer sog. Obduktionsklausel. Diese Obduktionen dienen u.a. der Überprüfung klinischer Diagnosen und der ärztlichen Weiter- und Fortbildung.

II. Die ärztliche Leichenschau

Prof. Dr. med. Dr. h.c. B. Brinkmann
Prof. Dr. med. H. Pfeiffer

1. Theoretische Grundlagen der ärztlichen Leichenschau

1.1 Ziel und Bedeutung der Leichenschau

Zur Durchführung der Leichenschau ist grundsätzlich jeder Arzt verpflichtet. Sie versteht sich als ein letzter Dienst gegenüber dem Patienten und verfolgt verschiedene Zielsetzungen:
Zunächst dient die Leichenschau dazu, den Tod festzustellen. Dies kann und darf nur ein Arzt. Gleichermaßen bedeutsam ist die Festlegung der Todes*zeit*. Diese kann strafrechtlich und zivilrechtlich große Bedeutung erlangen. Schließlich geht es um die Bestimmung der Todes*ursache* und der Todes*art*.

Die Feststellung der Todes*ursache* hat vielfältige Bedeutung:

- Sie ist die entscheidende Grundlage der Mortalitätsstatistik.

- Sie ist die entscheidende Grundlage für die Durchsetzung zivilrechtlicher und sozialrechtlicher Ansprüche der Angehörigen.

- Sie kann von großer Bedeutung für die Angehörigen und für das persönliche Umfeld sein, z.B. bei einer Todesursache infolge einer infektiösen Erkrankung.

- Sie ist die einzige und damit entscheidende systematische Grundlage der Aufklärung von Tötungsdelikten. Nur wenn der Arzt die Todesart „Hinweise auf nichtnatürlichen Tod" oder „Ungeklärt, ob natürlicher oder nichtnatürlicher Tod" ankreuzt, haben die dafür vorgesehenen Ermittlungsorgane eine Chance, einen fremdverschuldeten Todesfall aufzuklären.

Mit der Durchführung der Leichenschau übernimmt der Arzt eine verantwortliche Aufgabe im Verhältnis

- **zum Verstorbenen** (es liegt im mutmaßlichen Interesse eines durch fremde Hand Verstorbenen, dass sein Tod insoweit aufgeklärt wird. Gleiches gilt für infektiöse Erkrankungen und für rechtsrelevante Todesursachen),

II. Die ärztliche Leichenschau

- **zu den Angehörigen**, welche zur Durchsetzung von Entschädigungs- oder Rentenansprüchen auf korrekte Todesbescheinigungen angewiesen sind, und
- **zur Gesellschaft**, welche ein Recht auf eine fachkundige Leichenschau und hieraus resultierende verlässliche Todesursachen hat.

1.2 Entwurf einer Gesetzgebung zur ärztlichen Leichenschau und Todesbescheinigung

Leichenschau ist auf Länderebene geregelt. Daher gibt es in Deutschland so viele Leichenschaugesetze wie Bundesländer. Trotz Bestrebungen um Vereinheitlichung der Leichenschaugesetze Anfang der 90er-Jahre besteht zwischen den Bundesländern eine deutliche Heterogenität. Seit 2003 gibt es einen Muster-Entwurf[23] der Bundesärztekammer mit der Zielsetzung einer Vereinheitlichung und einer Verbesserung. Im Verhältnis zu den Ländergesetzen sind viele Essentialia in dem Entwurf der Bundesärztekammer enthalten. Wenn man sich hieran orientiert, kann man jedenfalls im Verhältnis zu den Ländergesetzen keine Fehler machen. Man ist allenfalls besser beraten als unter alleiniger Beachtung der jeweiligen Ländergesetze.

Nachfolgend wird das o.g. Mustergesetz erläutert; Abweichungen zu den einzelnen Bundesländern werden, wo erforderlich, kenntlich gemacht. An dieser Stelle muss darauf hingewiesen werden, dass es sich bei dem nachfolgenden Entwurf eindeutig nicht um ein bereits verabschiedetes Gesetz handelt.

Auszug aus dem Entwurf einer Gesetzgebung zur ärztlichen Leichenschau und Todesbescheinigung der Bundesärztekammer vom 13.12.2002

§ 1 Ehrfurcht vor den Toten

Wer mit Leichen umgeht, hat dabei die gebotene Ehrfurcht vor dem toten Menschen zu wahren, Gleiches gilt für den Umgang mit Totgeborenen und Leichenteilen.

§ 2 Begriff der Leiche

Menschliche Leiche im Sinne des Gesetzes ist der Körper eines Menschen, der keinerlei Lebenszeichen aufweist und bei dem der körperliche Zusammenhang noch nicht durch

---

[23] Bundesärztekammer (2003) Entwurf einer Gesetzgebung zur ärztlichen Leichenschau und Todesbescheinigung. Tätigkeitsbericht 2002/2003 dem 106. Deutschen Ärztetag 2003 in Köln vorgelegt von Vorstand und Geschäftsführung. Deutscher Ärzte-Verlag GmbH, Köln, 2003

1. Theoretische Grundlagen der ärztlichen Leichenschau

den Verwesungsprozess völlig aufgehoben ist. Als menschliche Leiche gilt auch ein Körperteil, ohne den ein Lebender nicht weiter leben könnte.

Als menschliche Leiche gilt ferner der Körper eines Neugeborenen, bei dem nach vollständigem Verlassen des Mutterleibes, unabhängig vom Durchtrennen der Nabelschnur oder von der Ausstoßung der Plazenta

1. entweder das Herz geschlagen oder die Nabelschnur pulsiert oder die natürliche Lungenatmung eingesetzt hat (Lebendgeborenes) und das danach verstorben ist oder
2. keines der unter Nr. 1 genannten Lebenszeichen festzustellen war, das Geburtsgewicht jedoch mindestens 500 g betrug (Totgeborenes).

Eine Leibesfrucht mit einem Gewicht unter 500 g, bei der nach vollständigem Verlassen des Mutterleibes keines der unter 1. genannten Lebenszeichen festzustellen war (Fehlgeburt), gilt nicht als menschliche Leiche.

Erläuterungen zu § 2:
Zu § 2 Abs. 1: Die Formulierung „der keinerlei Lebenszeichen aufweist" versteht sich als klinischer Begriff. Er ersetzt keinesfalls irgendein Zeichen des Todes. Gemeint ist der Zustand des erloschenen Lebens. Unter dem nachfolgenden Kapitel II. 2.2.3 Sichere Todeszeichen und Leichenerscheinungen ist aufgeführt, wann dieser Zustand diagnostiziert werden kann.

Zu § 2 Abs. 2: Die Definition „Leiche" ist in den Ländergesetzen zum Teil fehlend, zum Teil defizient. Dennoch bedürfen nur Leichen der Leichenschau. Ausgenommen sind nach der vorliegenden Definition:

- Fehlgeburten (unter 500g, keine Lebenszeichen)
- Skelette (gilt nicht für alle Bundesländer)
- zum Überleben nicht essenziell notwendige Körperteile

§ 3 Veranlassung der Leichenschau

(1) Die Leichenschau ist bei Vermutung des Todeseintrittes unverzüglich zu veranlassen. Zur Veranlassung sind, wenn sie geschäftsfähig sind, verpflichtet:

II. Die ärztliche Leichenschau

1. *der Ehegatte, die Kinder, die Eltern, die Großeltern, die Enkelkinder, die Geschwister.*
2. *Die Personensorgeberechtigten.*
3. *Personen, mit denen der Verstorbene in häuslicher Gemeinschaft gelebt hat.*
4. *Diejenige Person, auf deren Grundstück oder in deren Wohnung sich der Sterbefall ereignet hat.*
5. *Jede Person, welche eine Leiche findet.*
6. a) *auf Schiffen der Schiffsführer,*

   b) *in Krankenhäusern der leitende Arzt; bestehen mehrere selbstständige Abteilungen, dann der leitende Abteilungsarzt,*

   c) *in Heimen, insbesondere Pflegeheimen, Altenheimen und Altenwohnheimen, Säuglings-, Kinder- und Jugendheimen, in Therapieeinrichtungen und in Gemeinschaftsunterkünften, ferner in Justizvollzugsanstalten sowie in ähnlichen Einrichtungen deren Leiter, wenn sich die Leiche dort befindet.*

Erläuterungen zu § 3:
Hier gibt es nur selten Probleme. Letztlich regelt der Paragraph Selbstverständlichkeiten. Mit diesem Paragraphen soll verhindert werden, dass jemand die Meldung eines Todesfalls unterlässt, obwohl er nach unserem Rechtsverständnis hierfür zuständig ist.

§ 4 Leichenschau und Todesbescheinigung

(1) Der zur Leichenschau zugezogene Arzt hat die Leichenschau unverzüglich und sorgfältig an der vollständig entkleideten Leiche durchzuführen. Die Bekleidung ist an der Leiche zu belassen, wenn oder sobald sich Anhaltspunkte für eine nichtnatürliche Todesart ergeben. Die Feststellung eines natürlichen Todes setzt in jedem Fall die Durchführung der Leichenschau an der vollständig entkleideten Leiche voraus.

Bei der Leichenschau sind alle Körperregionen einschließlich der Körperöffnungen (z.B. Mund, Nase, Ohren, Scheide), des Rückens und der behaarten Kopfhaut zu inspizieren.

(2) Die Leichenschau soll in der Regel am Ort des Todeseintrittes bzw. der Leichenauffindung durchgeführt werden. Unter besonderen Bedingungen (Tod in der Öffentlichkeit, Fehlen der unbedingt erforderlichen Voraussetzungen wie Beleuchtung u.a.) ist die Leiche an einen Ort zu verbringen, an welchem eine sorgfältige Leichenschau möglich ist.

1. Theoretische Grundlagen der ärztlichen Leichenschau

(3) Der/Die zur Leichenschau zugezogene Arzt/Ärztin hat über die Leichenschau eine Todesbescheinigung auszustellen, die aus einem vertraulichen und einem nicht-vertraulichen Teil besteht. Der nicht-vertrauliche Teil mit Angaben zum Todeseintritt und zur Todesart muss unverzüglich ausgestellt werden. Der Arzt/die Ärztin darf die Todesbescheinigung erst ausstellen, wenn an der Leiche sichere Anzeichen des Todes festgestellt worden sind. Als solche gelten: Totenflecke, Leichenstarre, Fäulniserscheinungen, mit dem Leben unvereinbare körperliche Zerstörungen, der Nachweis der Kriterien des Hirntodes entsprechend den Empfehlungen der Bundesärztekammer, Erfolglosigkeit der Reanimation nach hinreichend langer Dauer.

Anmerkung:
Die schwerwiegendsten und gleichzeitig die am leichtesten zu vermeidenden Fehler bei der ärztlichen Leichenschau ergeben sich daraus, dass Ärzte entweder auf die Untersuchung der Leiche ganz verzichten oder diese an der bekleideten Leiche durchführen. Hierdurch werden sogar Schuss- und Messerstichverletzungen nicht erkannt. Auf die dringend zu fordernde Entkleidung muss daher im Gesetz ausdrücklich hingewiesen werden.

Erläuterungen zu § 4:
Zu § 4 Abs. 1: Es versteht sich von selbst, dass der Arzt die Leichenschau unverzüglich durchführt, denn nur der Arzt ist im Stande und berechtigt, den Tod festzustellen. Bis zum Erscheinen des Arztes gilt der „Leichenfall" als mutmaßlicher Leichenfall, das heißt, nur der Arzt kann entscheiden, ob Hilfe möglich und erforderlich ist. Daher gilt auch das Unverzüglichkeitsgebot wie bei einem Unglücksfall. Hinderungsfälle sind daher lediglich andere Erkrankungsfälle mit der Notwendigkeit zur ärztlichen Hilfe, also andere dringliche Fälle. Sind hierdurch (deutliche) Verzögerungen zu erwarten, so sollte der Arzt dies mitteilen und sich ggf. um Ersatz bemühen, also z.B. den Bereitschaftsarzt verständigen. Auch die sorgfältige Untersuchung der vollständig entkleideten Leiche bedarf keiner Begründung. Nur dann besteht die Chance, Zeichen äußerer Gewalt zu erkennen oder sie alternativ auszuschließen, wobei Letzteres als eine der Voraussetzungen zur Feststellung eines natürlichen Todes gilt.

Leider wird gegen das Sorgfaltsgebot häufig verstoßen. Der Arzt nimmt dann nicht die Interessen des verstorbenen Patienten und der Gesellschaft wahr. Eine derartige Pflichtverletzung kann strafrechtliche und zivilrechtliche Folgen nach sich ziehen.

II. Die ärztliche Leichenschau

Nachvollziehbar ist auch, dass die Entkleidung zu stoppen ist, falls sich Befunde ergeben, die auf einen nichtnatürlichen Tod hinweisen. Diese Bestimmung erscheint zunächst praxisfremd; denn der Arzt ist es nicht gewohnt, nach einer Teilentkleidung, etwa des Oberkörpers, eine Teilleichenschau vorzunehmen. Gemeint ist damit nur, dass der Arzt bei offensichtlichen Anhaltspunkten für einen nichtnatürlichen Tod nicht weiter entkleiden sollte, also z.B. bei blutdurchtränktem Unterhemd, offenen Verletzungen o.ä.

Erstmals ist mit diesem Gesetzentwurf in Verbindung mit dem Sorgfaltsgebot auch eine Aufzählung der zu untersuchenden Bereiche verbunden: „Alle Körperregionen, einschließlich der Körperöffnungen (z.B. Mund, Nase, Ohren, Scheide) des Rückens und der behaarten Kopfhaut ...".

Zu § 4 Abs. 2: Es kann Fälle geben, bei denen eine Entkleidung vor Ort notwendig ist. Wenn es sich nicht um eine Vorbereitung zur Reanimation oder zu einer Notoperation handelt, dann muss der *Untersuchungsort* so abgeschirmt sein, dass dritte Personen keinen Einblick haben. Sonst läge zweifellos eine grobe Verletzung von Persönlichkeitsrechten vor. Hier findet sich auch ein Hinweis auf Beleuchtung: Der Arzt hat somit bei unzureichender Beleuchtung Recht und Pflicht, die Wiederholung der Leichenschau an einem anderen Ort zu fordern. Sollte eine entsprechende Verbringung nicht möglich sein, ist es ratsam eine unklare Todesart zu bescheinigen; denn eine unzureichende Beleuchtung kann zahlreiche Befunde des nichtnatürlichen Todes überdecken.

Zu § 4 Abs. 3: Eigentlich ist es selbstverständlich, dass der Arzt eine Todesbescheinigung ausstellt. Allerdings kommen Fälle vor, bei denen die explizite Verpflichtung hierzu nicht besteht (Beispiel NRW: Laut Bestattungsgesetz des Landes[24] sind Notärzte im öffentlichen Rettungsdienst während der Einsatzbereitschaft und während des Einsatzes, sobald sie den Tod festgestellt haben, weder zur Leichenschau noch zur Ausstellung der Todesbescheinigung verpflichtet.). Ein Arzt hatte fälschlich den Tod festgestellt, einen Schein aber nicht ausgefüllt. Er berief sich auf die mangelnde Verpflichtung; eine Verurteilung erfolgte nicht.

Der nicht-vertrauliche Teil der Todesbescheinigung enthält Angaben über die Sterbezeit, den Sterbeort und über die Todesart. Einige Bundesländer fragen die sicheren Todeszeichen Livores, Rigor mortis, Fäulnis, mit dem Leben unvereinbare körperliche Zerstörung, Hirntod, erfolglose Reanimation auf dem vertraulichen Teil ab (Baden-Württemberg,

---

[24] Gesetz über das Friedhofs- und Bestattungswesen (Bestattungsgesetz - BestGNRW) vom 17.06.2003

1. Theoretische Grundlagen der ärztlichen Leichenschau

Bayern, Brandenburg, Hamburg, Hessen, Mecklenburg-Vorpommern, NRW, Sachsen, Sachsen-Anhalt). Bremen lässt die Ärzte sichere Todeszeichen frei eintragen.

Die Feststellung des eingetretenen Todes macht in der Regel keine Probleme. Insbesondere betrifft dies Todesfälle in den Kliniken, d.h. das Sterben unter ärztlicher Betreuung. Auch gilt dies für Fälle mit sicheren Todeszeichen wie Livores, Rigor mortis und Fäulnisveränderungen. Die übrigen Todeskriterien – Körperzerstörung, Hirntod, frustrane Reanimation – kommen weniger häufig zum Tragen.

Der Arzt reanimiert allerdings gelegentlich trotz bereits vorhandener Fäulnis, z.B. Grünverfärbung im rechten Unterbauch; vielleicht geschieht dies auch, weil von einer Entkleidung zunächst abgesehen wird. In diesem Stadium ist die Leichenstarre häufig schon leicht lösbar, auch hieran sind frühe Fäulnisstadien erkennbar.

Häufiger erscheint der Arzt in der frühen Leichenzeit, d.h. ca. eine ½ Stunde nach dem Tod. Er findet dezente beginnende Leichenflecken im Schulter-Nackenbereich bei noch fehlendem Rigor, also einen Zustand zwischen ca. 20 Minuten und knapp einer Stunde post mortem. Erfahrungsgemäß nimmt die Intensität und Ausdehnung der Livores in diesem Zeitraum rasch zu, so dass nach erster Feststellung dezenter Leichenflecken er ca. 15 Minuten später – er hat vielleicht zwischenzeitlich den Totenschein ausgefüllt – eine deutliche Zunahme registriert. In Zweifelsfällen muss man selbstverständlich zuwarten bzw. reanimieren. Bereits vorhandene Leichenstarre bei fehlenden Leichenflecken muss nachdenklich machen, ein solcher Zustand könnte z.B. hinweisen auf innere Blutungen, Rigor präcox bei Vergiftung u.a.

Es gilt immer:
- nie den Totenschein ausfüllen ohne sichere Todeszeichen,
- Hinweise auf Kälte-Rigor und Friedhofsrosen beachten,
- Möglichkeit des sog. Scheintods in Erwägung ziehen.

§ 5 Todeszeit

Eine Schätzung der Todeszeit soll in der Regel durch Beurteilung der Totenflecke, der Leichenstarre, der subjektiven Einschätzung der Körpertemperatur, gegebenenfalls des idiomuskulären Wulstes und des Fäulniszustandes erfolgen. Eine Todeszeitschätzung für rechtliche Belange erfordert rechtsmedizinische Kenntnisse, möglichst mit Einsatz der modernen technischen Möglichkeiten. Wenn eine Schätzung der Todeszeit nicht möglich ist, sollte der Arzt vermerken: Datum, wann zuletzt lebend gesehen; Datum der Auffindung, gegebenenfalls Beschreibung der für die Schätzung der Todeszeit ausschlaggebenden Befunde.

II. Die ärztliche Leichenschau

Erläuterungen zu § 5:
Empfehlenswert ist die Orientierung an einem 6-Stufen-Schema (Tab. 1). Ab etwa 36 Stunden post mortem sollte der Arzt zunehmend zurückhaltend sein und ggf. nur noch das Datum der Auffindung vermerken. Gleiches gilt bei Fällen mit kürzeren Postmortalzeiten dann, wenn von vornherein rechtliche Implikationen drohen. In solchen Fällen sollte der Rechtsmediziner eingeschaltet werden; eine entsprechende Anregung durch den Leichenschauer sollte unbedingt erfolgen.

Livores	Wegdrückbarkeit	Rigor mortis	Fäulnis	Postmortal (pm)-Zeit
Marmorierung dezent bis Konfluktion deutlich	+++	-----	-----	Stadium I bis 2 h pm
deutlich bis kräftig	++	beginnend bis deutlich, WE(*)	-----	Stadium II 2 bis 6 h pm
kräftig	++ bis +	kräftig, WE(*)	-----	Stadium III 6 bis 10 h pm
kräftig	+	kräftig	-----	Stadium IV 10 bis 20 h pm
kräftig	(+)	kräftig	Beginn rechter Unterbauch	Stadium V ab 20 h pm
kräftig	-----	Beginn der Lösung	zumeist rechter Unterbauch	Stadium VI über 36 h pm

(*) WE = Wiedereintritt nach Lösung

+++ = sehr leicht
++ = leicht
+ = nach kräftigem Druck
(+) = nur noch teilweise

Tab. 1: Zeitlicher Ablauf der Ausbildung von sicheren Todeszeichen

1. Theoretische Grundlagen der ärztlichen Leichenschau

§ 6 Betretungsrecht, Auskunftsverpflichtung

Der leichenschauhaltende Arzt hat ein Betretungsrecht für den Auffindungs- bzw. Aufbewahrungsort der Leiche. Angehörige, Hausgenossen und Pflegepersonen des Verstorbenen, Ärzte, die den Verstorbenen/die Verstorbene behandelt haben sowie Personen, die während des Todeseintrittes anwesend waren, sind auf Verlangen des Arztes, der die Leichenschau durchführt, verpflichtet, die für die Klärung von Todesart und Todesursache erforderlichen Auskünfte zu erteilen, sofern keine rechtlichen Hinderungsgründe bestehen.

Erläuterungen zu § 6:
Das Betretungsrecht ergibt sich aus dem Umstand, dass nur der Arzt den Tod feststellen kann (und muss). Vorher handelt es sich – wenn auch häufig nur fiktiv – um einen Lebenden.

Sehr wichtig und hilfreich ist die Auskunftsverpflichtung durch die Angehörigen, Pflegepersonen, letztbehandelnden Ärzte. Insbesondere bei Verstorbenen, die dem Leichenschauer zu Lebzeiten nicht bekannt waren, ist hierdurch häufig eine erste Orientierung möglich. Allerdings sollte der Arzt diese Auskünfte mit Zurückhaltung bewerten:

(1) Auskünfte des letztbehandelnden Arztes können eventuell parteilich sein, wenn der Arzt durch korrekte Auskunft Strafverfolgung befürchten müsste. Sollten Hinweise in dieser Richtung vorhanden sein, so sollte der Leichenschauer den Kollegen auf rechtliche Weigerungsgründe hinweisen und, falls eine Auskunft dennoch erfolgt, nicht blindlings jede ihm angebotene Kausalkette akzeptieren. Er hat die Pflicht zur Objektivität. Andererseits steht auch zu befürchten, dass der letztbehandelnde Arzt eine Art angeborene Neigung zur Bescheinigung eines natürlichen Todes hat, dies um so mehr, je weniger er sich schriftlich äußern muss. Wenn z.B. der letztbehandelnde (niedergelassene) Arzt den Verstorbenen nicht in den letzten Tagen vor dem Tode sah, dann sind seine Angaben zur Todesursache von geringem Wert (nicht hingegen die Angaben zur eventuellen Grundkrankheit).

(2) Noch schwieriger ist das um Aufklärung bemühte Gespräch mit den Angehörigen. Diese sind häufig in tiefer Not und Verzweiflung. Sie bedürfen des Zuspruchs durch den Arzt und nehmen ihn dankbar auf. Auch haben sie gelegentlich bohrende Zweifel zur Todesursache, sie machen sich eventuell selbst Vorwürfe, etwas falsch gemacht zu haben. Der Krankenhausarzt weiß aus seiner Stellung meist besser als der Niedergelassene um die Grundkrankheit und die Todesursache, er bedarf der Angehörigen nicht; um so mehr kann er tröstend wirken. Jeder Arzt sollte wissen,

II. Die ärztliche Leichenschau

dass er einen elementaren Beitrag auch zur Trauerbewältigung dadurch leistet, dass er eine Obduktion betreibt und den Angehörigen von dem Ergebnis – persönlich – berichtet. Bei Todesfällen im häuslichen Bereich ist der Arzt in einer Art Zwickmühle: Einerseits soll er Trost spenden, soll er helfen, andererseits ist er dem Verstorbenen zur Objektivierung der Todesursache und der Todesart verpflichtet. Es obliegt keinem Zweifel, dass die letzte Verpflichtung im Zweifel immer Priorität hat. Auch ist hinlänglich bekannt, dass bei Tötungsdelikten die Angehörigen häufiger als in der Hälfte der Fälle die Täter sind. Auch wenn dieses Ereignis unter allen Todesfällen recht selten ist, sollte der Arzt dennoch wissen, dass es von ihm abhängt, ob er die Krankheitsvorgeschichte stets ungefiltert glaubt oder nicht. Bestand eine Erkrankung mit stationärer Behandlung, so muss er sich in jedem Fall Dokumente zeigen lassen. Von ihm wird in dieser Situation eine hochgradige Sensibilität erwartet. Bei geringsten Zweifeln sollte er sich zu Gunsten des Verstorbenen entscheiden.

Wenn dies in der Praxis so erfolgte, dann stünde es um ein Vielfaches besser um das deutsche Leichenschauwesen. Es ist also zu beachten, dass Angaben von Angehörigen zur Krankheitsvorgeschichte einer hohen Plausibilität bedürfen. Nie darf der Arzt sich in dieser Situation auf den Weg einer vagen Vermutung begeben.

§ 7 Klassifizierung der Todesart

Bei der Klassifikation der Todesart stützt sich der Arzt auf authentische medizinische Befunde, die ihm aus eigener Kenntnis zur Verfügung stehen oder durch andere Ärzte mitgeteilt werden.

Die Todesart kann klassifiziert werden als

- *nichtnatürlich (bzw. „Anhaltspunkte für nichtnatürliche Todesart"!)*
- *ungeklärt, ob natürlich oder nichtnatürlich,*
- *unerwarteter Tod im Rahmen medizinischer Maßnahmen,*
- *natürlich.*

Findet der zur Leichenschau zugezogene Arzt/die Ärztin im Rahmen der Leichenschau Anhaltspunkte dafür, dass der Tod unmittelbar oder mittelbar durch Selbsttötung, durch Unfall, durch strafbare Handlung oder durch sonstige Einwirkung von außen herbeigeführt wurde, ist in der Todesbescheinigung die Todesart „nichtnatürlicher Tod/Anhaltspunkte für nichtnatürlichen Tod" anzugeben. Ausschlaggebend für die Klassifikation

1. Theoretische Grundlagen der ärztlichen Leichenschau

der Todesart ist das erste Glied in der Kausalkette. Der Arzt muss in der Lage sein, sämtliche Hinweise auf einen nichtnatürlichen Tod zu erkennen (z.B. Strommarken, Bindehautblutungen, Würgemale, Strangmarken, auf Intoxikationen hinweisende Farbe der Leichenflecke, Lokalisation von Hämatomen, Hautschürfungen, abnorme Beweglichkeit oder Deformierung des Körpers u.a.).

Für die Klassifikation eines Todesfalles als „nichtnatürlich/Anhaltspunkte für nichtnatürliche Todesart" können auch äußere Umstände ausschlaggebend sein (Blutspuren am Auffindungsort oder an dort befindlichen Personen, auffälliger Geruch, geleerte Medikamentenpackungen, Abschiedsbrief u.a.). Ein nichtnatürlicher Tod liegt auch vor, wenn ein äußeres Ereignis (z.B. ein Sturz) das erste Glied in der zum Tode führenden Kausalkette darstellt.

Ein „unerwarteter Tod im Rahmen medizinischer Maßnahmen" liegt vor, wenn diagnostische Maßnahmen oder eine Therapie durchgeführt worden sind, die prinzipiell (d.h. ggfs. auch ohne Vorliegen eines Behandlungsfehlers) Schäden setzen können und der Tod nicht oder nicht zu dieser Zeit auf Grund der behandelten Erkrankungen oder Verletzungen zu erwarten war.

Ist dem Arzt die Klärung der Todesart nicht möglich, so ist in der Todesbescheinigung die Todesart als „ungeklärt" anzugeben. Eine ungeklärte Todesart liegt insbesondere auch vor, wenn die Todesursache „unbekannt" oder „unklar" ist.

Ein natürlicher Tod kann nur angegeben werden, wenn der Tod auf eine diagnostizierte und dokumentierte natürliche Erkrankung zurückzuführen ist. Hierbei muss hochgradige Plausibilität für eine solche Todesursache bestehen. Die bloße Möglichkeit oder die überwiegende Wahrscheinlichkeit sind keineswegs ausreichend.

Weitergehende, z.B. auf das Verschulden dritter Personen gerichtete Ermittlungen gehören nicht zu den Aufgaben des Arztes bei der Leichenschau. Seine Entscheidung zur Klassifikation der Todesart hat der Arzt frei von behördlichem Einfluss und vom Einfluss Dritter zu treffen.

II. Die ärztliche Leichenschau

Erläuterungen zu § 7:

Nichtnatürlicher Tod
Aus medizinischer Sicht ist ein „nichtnatürlicher Tod" ein Tod, der unmittelbar oder mittelbar (d.h. auch zeitlich verzögert) auf ein äußeres Ereignis zurückzuführen ist. Es handelt sich um eine Klassifikation nach naturwissenschaftlichen Kriterien ohne Beachtung etwaigen Fremdverschuldens. Die Klärung der Verschuldensfrage ist Angelegenheit der Ermittlungsorgane.

Bei der Klassifikation des „natürlichen Todes" wird in der Praxis extrem häufig die Sicherheit der Entscheidung nicht hinterfragt. Sicherheit setzt Diagnostik voraus. Vermutungen, die nicht durch Diagnostik abgesichert sind, gehören nicht auf die Todesbescheinigung und können vom Arzt nicht verantwortet werden.

Etwa die Hälfte der Ärzte klagt über behördliche Beeinflussungsversuche (z.B. durch Polizeibeamte am Auffindungsort der Leiche) bei der Festlegung der Todesart. Der Gesetzentwurf tritt dem entgegen. Systematische Fehlbeurteilung der Todesart kommen auch zustande, wenn die zum Tode führende Kausalkette nicht beachtet wird: Ein Todesfall durch Pneumonie im offensichtlich ursächlichen Zusammenhang mit einem z.B. 14 Tage zurückliegenden Sturz ist ein „nichtnatürlicher" Tod.

Grundsätzliche Bedenken bestehen gegen die Einführung einer weiteren Rubrik zur Todesart, etwa in folgender Art: „Nicht aufgeklärt, ob natürlicher oder nichtnatürlicher Tod und keine Anhaltspunkte für einen nichtnatürlichen Tod", mit der Konsequenz, dass in diesen Fällen die Polizei nichts vom Todesfall erfährt.
Es ist logisch zwingend, dass eine nichtnatürliche Todesart nur bei sicher bekannter Todesursache auszuschließen ist. Eine andere Formulierung zur Todesart wäre allgemein nur dann vertretbar, wenn in diesen Fällen die Durchführung einer Autopsie garantiert werden könnte. Das ist gerade in Deutschland aktuell völlig ausgeschlossen. Auch wenn der überwiegende Anteil der für eine solche weitere Kategorie in Frage kommenden Fälle sich letztlich als natürlich entpuppen würde, müsste auch ein wahrscheinlich sehr kleiner Teil spurenarmer bzw. spurloser Kapitaldelikte in Betracht gezogen werden. In diesen Fällen würde dann weder ermittelt noch seziert. Die allgemeine Formulierung einer weiteren Rubrik zur Todesart kann daher nicht vertreten werden.

1. Theoretische Grundlagen der ärztlichen Leichenschau

Vertretbar erscheint dagegen eine spezifische „vierte Kategorie für den unerwarteten Tod im Rahmen medizinischer Maßnahmen" – so auf der Todesbescheinigung des Landes Berlin. Dies trägt eher einer typischen Krankenhaussituation Rechnung, wo überraschende Wendungen im Krankheitsverlauf vorkommen. Alternativ hätte der Arzt heute in den meisten Bundesländern „ungeklärt" anzukreuzen. Dies aber kriminalisiert ihn in ungerechtfertigter Weise, wie er – zu Unrecht – glaubt; denn in aller Regel handelt es sich um natürliche Todesfälle.

Unabdingbar sind aber – vor allem im Interesse der Ärzte – auch in diesen Fällen klärende Untersuchungen, d.h. eine Meldung dieser Todesfälle muss erfolgen. Vorstellbar sind dabei regionale Melderegelungen, in Berlin z.B. an das Landesinstitut für gerichtliche und soziale Medizin, das als „Clearingstelle" zu beurteilen hat, ob eine Information der Staatsanwaltschaft erfolgt oder nicht. In Münster hat sich ebenfalls eine Meldung unklarer Todesfälle aus der Klinik an das Institut für Rechtsmedizin bewährt, das – nach Rücksprache mit der Klinik – zunächst eine Vorbeurteilung für die Staatsanwaltschaft durchführt.

Drei Todesartklassifikationen – nichtnatürlich, natürlich, ungeklärt – finden sich bei fast allen Bundesländern wieder. Allerdings gibt es Variationen: Einige Bundesländer (Hamburg, Bremen, NRW, Rheinland-Pfalz, Schleswig-Holstein, Mecklenburg-Vorpommern, Saarland, Sachsen) fordern lediglich „Anhaltspunkte für nichtnatürlichen Tod", andere (Bayern, Berlin, Niedersachsen, Thüringen, Sachsen-Anhalt, Baden-Württemberg, Brandenburg) die klare Diagnose „nichtnatürlicher Tod". Die vierte Todesart – unerwarteter Tod im Rahmen medizinischer Maßnahmen – trägt einer typischen Krankenhaussituation Rechnung. Sie wurde in den meisten Bundesländern – Ausnahme Bremen und Brandenburg – unter „ungeklärt, ob natürlicher oder nichtnatürlicher Tod" subsummiert.

Sonderfall Schleswig-Holstein

In Schleswig-Holstein kommt die „Todesart ungeklärt" auf dem Totenschein nicht vor. Da diese Kategorie in hoher Inzidenz nichtnatürliche Todesfälle enthält, ist dies nicht verständlich. Man schafft hier ein doppeltes Problem: Zum einen existiert eine Fallgruppe mit der ihr eigenen Typizität nicht. Darüber hinaus beinhaltet diese Kategorie in hoher Inzidenz Todesfälle durch medizinische Behandlung, Suizide, Unfälle. Der Arzt wird also per Definition zu einer Fehlklassifikation gezwungen. Nach allen Erfahrungen klassifiziert er im Wesentlichen in Richtung natürlicher Tod mit der Folge, dass Tötungsdelikte nicht aufgeklärt werden. Es ist daher in diesem Bundesland schwierig, spurenlose oder spurenarme Tötungsdelikte aufzuklären, z.B. besonders an Säuglingen und Kleinkindern.

II. Die ärztliche Leichenschau

Anhaltspunkte für nichtnatürlichen Tod
Bei dieser Klassifikation wird betont, dass nur die naturwissenschaftliche Definition gelten kann, nicht jedoch eine rechtliche.

Hiernach ist es gleichgültig, ob ein Suizid, ein Unfall, eine strafbare Handlung oder eine sonstige Einwirkung von außen vorliegt. Jeder Tod durch jede Einwirkung von außen erfüllt den vorgenannten Sachverhalt.

Weiterhin wird betont, dass das 1. Glied einer Kausalkette wichtig ist und nicht das letzte. D.h. z.B. die Kausalkette: Sturz mit Schenkelhalsfraktur – verletzungsbedingte Thrombose in der entsprechenden Extremität – Pulmonalarterienembolie mit Lungeninfarkt – Pneumonie (als letztes Glied in der Kausalkette) ist zweifelsohne „Anhalt für nichtnatürlichen Tod". Dies trifft genauso zu wie für die Pneumonie nach suizidaler Tabletteneinnahme oder den Tod des intravenös Drogenabhängigen auf Grund einer hierbei akquirierten Infektion. Im dritten Absatz des § 7 ist gesagt, dass der Arzt imstande sein muss, sämtliche Hinweise auf „nichtnatürlichen Tod" zu erkennen. Wenn dies so explizit auch in den Landesgesetzen bisher nicht enthalten ist, so gilt dies selbstverständlich implizit. Darüber hinaus soll der Arzt die o.g. Todesart auch auswählen, wenn äußere Umstände hierfür sprechen: z.B. Blutspuren, auffälliger Geruch, leere Tablettenbehältnisse, Abschiedsbrief, Fixerutensilien etc. Auch auffälliges Verhalten der Angehörigen kann insoweit eine wichtige Begründung abgeben. Man könnte meinen, dass der Arzt hiermit ärztliche Kompetenz überschreitet. Er füllt jedoch durch Beachtung solcher Umstände eine sonst entstehende Lücke; denn wenn er bei Nichtbeachtung zwangsläufig einen natürlichen Tod ankreuzte, kämen Ermittlungen nicht zum Einsatz und ein Tötungsdelikt bliebe ggf. unentdeckt.

Von der StPO sind in den entsprechenden Vorschriften auch (lediglich) Anhaltspunkte gefordert, was auch aus medizinischer Sicht sinnvoll ist. Denn die Todesartklassifikation soll zu der Entscheidung führen, ob ein „nichtnatürlicher Tod" in Betracht kommt oder nicht. Daneben ist nämlich zu bedenken, dass die klare Diagnose „nichtnatürlicher Tod" eigentlich nur selten möglich ist; denn es sind zwar Anhaltspunkte äußerlich erkennbar, das Autopsieergebnis kann aber damit keinesfalls antizipiert werden.

Ausnahmen könnten Krankenhaustodesfälle bilden, bei denen die Verletzungen und die Komplikationen diagnostiziert werden konnten. D.h., auch in den Bundesländern, wo die klare Zuordnung zu „nichtnatürlicher Tod" gefordert wird, kann es sich nach der Intention und den medizinischen Möglichkeiten immer nur um „Anhaltspunkte"

1. Theoretische Grundlagen der ärztlichen Leichenschau

handeln, will das entsprechende Land nicht mit dem Risiko leben, dass nichtnatürliche Todesarten nicht bekannt werden.

Fazit: Bei allen Todesfällen durch Unfälle, Selbsttötung, Tötung, sonstige Einwirkung von außen, offensichtlichem Tod *durch* die Behandlung, muss „nichtnatürlicher Tod" bescheinigt werden. Dies gilt auch bei „Traumata", die zunächst um Stunden, Tage, Wochen überlebt wurden. Gleichermaßen gilt dies bei allen „Anhaltspunkten" für nichtnatürlichen Tod.

Unklare Todesart (ungeklärt, ob natürlich oder nichtnatürlich)
Besteht einerseits kein Hinweis für einen nichtnatürlichen Tod und kann andererseits die natürliche Todesart auf Grund fehlender Kriterien nicht bescheinigt werden, dann ist eine „unklare Todesart" anzukreuzen. Im Allgemeinen liegt bei unklarer Todesursache immer auch eine unklare Todesart vor. Nur wenige Ausnahmen von dieser Regel sind denkbar. Etwa wird jene vorgebracht, dass der schwer krebskranke Patient praktisch lückenlos überwacht wurde. Plötzlich sei es zur finalen Dysregulation gekommen; der Arzt wisse nicht, ob es sich um eine Blutung handle, um eine Sepsis oder um eine dritte Komplikation. Hier mag in einigen Fällen die Todesart „natürlich" bei unklarer Todesursache gerechtfertigt sein, aber auch hier gilt: Die Möglichkeit einer z.B. zwischenzeitlichen Giftaufnahme (oder Beibringung) muss beachtet werden! Unabhängig hiervon sollte der Arzt in solchen Fällen dringend eine klinisch-pathologische Sektion betreiben.

Tod im Krankenhaus (unerwarteter Tod im Rahmen medizinischer Maßnahmen)
Bei plötzlichen Veränderungen im Krankheitsverlauf eines Patienten im Krankenhaus mit konsekutivem Tod muss der Arzt auch an eingriffspezifische Komplikationen denken. Diese Zusammenhänge werden umso deutlicher, je kürzer die Zeitspanne zwischen Eingriff und Tod ist. Bei `exitus in tabula` wird es sich in der Regel um einen nichtnatürlichen Tod handeln. Auch bei vielen anderen Eingriffskomplikationen trifft dies zu. Da nicht der Beweis gefordert wird, sondern lediglich „Anhaltspunkte", ist diese Todesart häufig nahe liegend. Hierbei sind wegen der dem Eingriff innewohnenden Gefährlichkeit insbesondere die operativen Disziplinen betroffen. In letzter Zeit vollzieht sich zunehmend eine Verschiebung auch in die konservativen Disziplinen, welche mit interventionellen Therapiemaßnahmen, mit endoskopischen Operationsmaßnahmen, mit diagnostischen Eingriffen, z.B. in der Kardiologie, auch neue Komplikationsbereiche ärztlicher Eingriffe geschaffen haben. Trotz der häufig vorhandenen Offensichtlichkeit eines nichtnatürlichen Todes ist eine gewisse Zurückhaltung erforderlich, denn oft handelt es sich um einen schwer kranken Menschen und die Krankheit selbst kann ohne Zutun des Arztes rasch zum

II. Die ärztliche Leichenschau

Tode führen, auch kann es zu nicht vorhersehbaren Interaktionen zwischen Eingriff und Krankheit kommen, mit eigenständigen Pathomechanismen. Die Biologie des kranken Menschen kennt eine Vielfalt solcher Möglichkeiten. Daher ist es bei Krankenhaustodesfällen, auch bei plötzlich eingetretener Wende im Krankheitsverlauf, durchaus richtig und nachvollziehbar, wenn eine „unklare Todesart" bescheinigt wird, es sei denn, die Zusammenhänge zwischen medizinischer Maßnahme und Tod sind eindeutig.

Entgegen immer wieder geäußerter Befürchtung bedeutet eine entsprechende Bescheinigung der Todesart keinesfalls eine Art Schuldeingeständnis. Viele der Komplikationen sind eingriffsspezifisch und auch bei sorgfältigstem Vorgehen nicht zu vermeiden. D.h. es handelt sich zwar um einen nichtnatürlichen Tod im naturwissenschaftlichen Sinne, jedoch ohne jeglichen Schuldvorwurf gegenüber dem Arzt. Nachfolgende Untersuchungen kommen regelmäßig zu diesem Ergebnis.

Wegen dieser Besonderheiten von Krankenhaustodesfällen ist es konsequent, dass man die Rubrik „unerwarteter Tod im Rahmen medizinischer Maßnahmen" eingerichtet hat.

Natürliche Todesart

Die Voraussetzungen, unter denen der Arzt einen natürlichen Tod ankreuzt, sind eng definiert: Der Tod muss Folge einer diagnostizierten (inneren) Erkrankung sein. Diese Erkrankung muss auch dokumentiert sein, und für ihre Todesursächlichkeit muss hohe Plausibilität sprechen. In Umkehr heißt dies:

(1) Ohne diagnostizierte und dokumentierte Krankheit mit erwartetem tödlichen Ausgang ist diese Todesart obsolet.

(2) Eine Erkrankung muss in ihrem Verlauf ein akutes Ereignis zeigen, also z.B. das finale Stadium einer Krebserkrankung.

(3) Chronische Erkrankungen, wie z.B. KHK, erlauben in der Regel nicht die Festlegung auf „natürlichen Tod". Man kann bekanntlich hieran sterben. Nichts beweist jedoch die Todesursächlichkeit dieser Erkrankung im gegenständlichen Fall.

(4) Die letzte ärztliche Untersuchung darf nicht mehr als 3-4 Tage zurückliegen. Danach wird die Kausalverknüpfung zwischen diagnostizierter Krankheit und Tod weniger stringent.

Fazit: Ohne präzise Kenntnis der diagnostizierten schweren Erkrankung und bei fehlender hoher Plausibilität der Erkrankung als Todesursache darf der Arzt den natürlichen Tod nicht bescheinigen.

1. Theoretische Grundlagen der ärztlichen Leichenschau

§ 8 Todesursache

Eine auf der Todesbescheinigung dokumentierte Todesursache muss sich auf eindeutige medizinische Befunde stützen. Nichtssagende Bezeichnungen, wie z.B. Herzversagen oder Alterstod, sind nicht zulässig. Soweit möglich, soll der Arzt die von der Weltgesundheitsorganisation geforderte mehrgliedrige Kausalkette beachten. Todesursache und Todesart sind stringent miteinander verknüpft: Eine unbekannte Todesursache ist unvereinbar mit der Dokumentation einer natürlichen Todesart.

Erläuterungen zu § 8:
Es wird nochmals auf die Notwendigkeit hingewiesen, dass sich die Diagnose der Todesursache auf eindeutige medizinische Befunde stützen muss. Nichtssagende Bezeichnungen wie Herztod/Alterstod/Kreislaufversagen sind nicht zulässig. Sie besagen lediglich, dass die Person tot ist. Kausalketten sind dem Arzt im Allgemeinen gut geläufig, z.B.:

- Arteriosklerose – Koronararteriensklerose – Herzinfarkt
- Hochdruck – Arteriosklerose – apoplektische Massenblutung
- Alkoholismus – Leberzirrhose – Kardiopathie – Herzversagen

Bei Kombination nichtnatürlicher Glieder mit medizinischen Komplikationen hat der Arzt gelegentlich jedoch Probleme. Ein Beispiel hierfür ist

- komplizierte Appendizitis – Appendektomie – Peritonitis – Multiorganversagen

Hier handelt es sich um einen natürlichen Tod.

- Polytrauma mit Milzruptur – Hämoperitoneum – Multiorganversagen ⇨ **NNT**
- Cholelithiasis – Cholezystektomie – Peritonitis – Sepsis ⇨ **NNT** oder **unklar**

Die beiden letztgenannten Beispiele deuten zumindest auf einen Verdacht auf nichtnatürlichen Tod (**NNT**) hin.

II. Die ärztliche Leichenschau

§ 9 Maßnahmen bei nichtnatürlichem Tod, ungeklärte Todesart, ungeklärte Identität. Meldepflicht

(1) *Ergeben sich Anhaltspunkte für einen nichtnatürlichen Tod, so dürfen bis zum Eintreffen des Arztes, der die Leichenschau vornimmt, an der Leiche nur Veränderungen vorgenommen werden, die aus Gründen der öffentlichen Sicherheit zwingend erforderlich sind.*

(2) *Der zur Leichenschau hinzugezogene Arzt hat in allen Fällen, in denen kein natürlicher Tod festgestellt wurde, unverzüglich die Polizei zu verständigen und ihr die Todesbescheinigung mit der Durchschrift zuzuleiten. In gleicher Weise hat der Arzt zu verfahren, wenn die Identität des Verstorbenen nicht geklärt ist. Bei Vorliegen eines natürlichen Todes ist die Todesbescheinigung demjenigen auszuhändigen, der die Leichenschau veranlasst hat.*

(3) *Berufsbedingt berechtigte Ärzte sind befugt, die Todesbescheinigungen einzusehen. Ferner können Gericht, Staatsanwalt und Polizei die Todesbescheinigungen einsehen, wenn Anhaltspunkte für einen nichtnatürlichen Tod vorliegen, die Todesart ungeklärt ist oder die Identität des Verstorbenen nicht geklärt ist.*

Erläuterungen zu § 9:
Der Paragraph handelt ärztliche Selbstverständlichkeiten ab. Da bei Deklaration eines nichtnatürlichen Todes oder eines unklaren Todes ermittelt werden muss, ob Fremdverschulden in Betracht kommt oder nicht, muss der Arzt die Polizei insoweit benachrichtigen. Gleiches gilt für unbekannte Tote. Falls die Polizei in kurzer Zeit (z.B. 10 min) erscheinen kann, sollte der Arzt warten. Benötigt die Polizei längere Zeit und hat der Arzt weitere wichtige Fälle, so lässt er den Totenschein durch andere Personen (diese befinden sich vor Ort) übergeben. Er sollte dann sicherstellen, dass die Leiche und die Leichenumgebung zwischenzeitlich nicht verändert werden.

§ 10 Verpflichtung zur Leichenschau

(1) *Zur Leichenschau verpflichtet sind alle Ärzte/Ärztinnen.*

(2) *Die Leichenschau soll bevorzugt durchgeführt werden von:*
  1. *Niedergelassenen Ärzten/Ärztinnen.*
  2. *Im ärztlichen Notfall-Bereitschaftsdienst tätigen Ärzten und Ärztinnen.*
  3. *Im Rettungsdiensteinsatz befindlichen Ärzten und Ärztinnen.*
  4. *Im Krankenhaus tätigen Ärzten und Ärztinnen.*

1. Theoretische Grundlagen der ärztlichen Leichenschau

(3) Ist ein zur Leichenschau gerufener Arzt/Ärztin wegen eines anderen unaufschiebbaren Behandlungsfalles an der Durchführung der Leichenschau verhindert, so muss dieser unverzüglich eine Vertretung bestellen.

(4) Die Leichenschau ist von einem Arzt des Gesundheitsamtes, in dessen Amtsbezirk sich die Leiche befindet, durchzuführen, wenn kein anderer Arzt die Leichenschau vornimmt.

Anmerkung:
Die Verpflichtung aller Ärzte und Ärztinnen zur Leichenschau ergibt sich (solange der Tod nicht festgestellt ist) aus der besonderen Hilfeleistungspflicht von Ärzten. Eine an sich zu begrüßende Entpflichtung der Notärzte von der Leichenschau stößt nach Erfahrungen in NRW zumindest in ländlichen Gebieten auf praktische Schwierigkeiten. Es findet sich kein Arzt, der in vertretbarer Zeit die Fortführung der Leichenschau (nach der Feststellung des Todes durch den Notarzt) übernimmt. Notärzte sollten daher nach Möglichkeit die Leichenschau zu Ende führen.

Erläuterungen zu § 10:
Die Regelung der Zuständigkeiten bereitet kaum Probleme. Sollte es sich aber langfristig herausstellen, dass der niedergelassene Arzt, z.B. der Hausarzt, den Anforderungen der Leichenschauordnung insbesondere in Bezug auf korrekte Klassifikation der Todesart und entsprechende Bezeichnung der Todesursachen nicht gewachsen ist, so muss diese Berufsgruppe zukünftig aus der Zuständigkeit der (vollständigen) Leichenschau entlassen werden.
Leider hat man in einigen Bundesländern die Notärzte explizit aus der Verpflichtung zur Leichenschau herausgenommen, ohne adäquaten Ersatz zu schaffen (z.B. NRW). Dies könnte langfristig dazu führen, dass die ohnehin überlasteten niedergelassenen Ärzte diese Aufgabe übernehmen mit der Folge, dass noch weniger Tötungsdelikte als bisher aufgedeckt werden (der Notarzt war bisher die ärztliche Berufsgruppe, die die Leichenschau *optimal* durchführte, vielleicht auch wegen fehlender Interessenskonflikte).

§ 11 Entpflichtung von der Leichenschau

Sind Anhaltspunkte dafür vorhanden, dass der Tod in ursächlichem Zusammenhang mit einer Narkose, mit operativen oder anderen therapeutischen oder sonstigen medizinischen Maßnahmen, einschließlich Schutzimpfung, eingetreten ist, darf der die medizinische Maßnahme veranlassende bzw. durchführende Arzt die Leichenschau

II. Die ärztliche Leichenschau

nicht durchführen. Dieser hat sich auf die Feststellung des Todes zu beschränken. Die darüber hinaus gehende Leichenschau ist von einem an der Behandlung nicht beteiligten Arzt durchzuführen, der in Krankenhäusern vom ärztlichen Direktor, im Übrigen vom Amtsarzt zu beauftragen ist.

Erläuterungen zu § 11:
Dieser Paragraph ist neu. Voraussetzung ist, dass Anhaltspunkte gegeben sind, dass die Maßnahmen – gleichgültig ob Operation, sonstige Therapien oder medizinische Maßnahmen – ursächlich für den Tod sind. In solchen Fällen darf der behandelnde Arzt die Leichenschau nicht durchführen. Allerdings sollte der Arzt auch in Fällen, wo Vorwürfe zu erwarten sind, die Leichenschau nicht selbst durchführen. Am günstigsten wäre es, einen Arzt einer anderen Abteilung hierum zu bitten. Die rechtlichen Grundsätze sind bekannt. Niemand ist verpflichtet, die für eine Verurteilung notwendigen Beweise selbst zu liefern, auch nicht der Arzt. Allerdings darf auch der potenziell beschuldigte Arzt keine Falschbeurkundung durchführen. Es wäre gut, wenn die ärztlichen Direktoren der Krankenhäuser von vornherein einen entsprechenden Organisationsplan aufstellten, damit nicht von Fall zu Fall entschieden werden muss, welcher Arzt jeweils die Leichenschau durchzuführen hat. Entsprechende Regelung wird dazu führen, dass die Vorwürfe, es handle sich bei dem Recht zur Ausfüllung des Totenscheins um eine Privilegierung einer Täterschicht, verstummen werden.

2. Praktische Durchführung der Leichenschau

2.1 Entkleidung der Leiche

Die Leichenschau ähnelt im Prinzip der Aufnahmeuntersuchung eines Patienten.

Eine sorgfältige Untersuchung der Leiche kann nur erfolgen, wenn diese entkleidet ist. Dies zu erreichen ist einfach, wenn die Starre noch nicht eingetreten oder bereits wieder gelöst ist. Ist die Starre vollständig vorhanden, so muss sie zum Teil vorab gelöst werden. In den Armen erfolgt die Lösung dadurch, dass die Unterarme gegen die Oberarme gestreckt und dann die Arme nach oben über den Kopf gebogen werden. In dieser Position ist die Entkleidung technisch einfach; man zieht die Oberbekleidung und die Unterbekleidung Stück für Stück über den Kopf und die Arme. Entkleidung von Schuhen und Hosen bereitet im Hinblick auf die Starre in der Regel keine technischen Probleme. Kleider werden entfernt in Umkehr des Einkleidungsvorganges. Gelegentlich bestehen technische Schwierigkeiten wegen Einklemmung der Kleidung zwischen Körper und Aufliegefläche. Am elegantesten funktioniert das Hoch- oder Herunterziehen dann durch ruckartige Zugbewegungen.

2.1.1 Probleme bei der Entkleidung

Fäulnis

Die Leiche ist in Fäulnis übergegangen. Die Bekleidung ist zum Teil oder flächenhaft mit Fäulnisflüssigkeit durchtränkt. In solchen Fällen kann man mit einer kräftigen Schere die Bekleidung auftrennen; insbesondere gilt dies für Unterbekleidung und Hemd. Gleiches ist zu tun, wenn auf Grund hochgradiger Starre eine Brechung mit nachfolgender Entkleidung nicht möglich ist.

Hochgradige Kontamination

Gelegentlich ist die Bekleidung stärkergradig kontaminiert mit Blut, Schmier-, Erd- oder Schlammanhaftungen oder Kot. Sofern in solchen Fällen an ein Tötungsdelikt zu denken ist, kann bzw. muss eine Entkleidung der Leiche unterbleiben. Sollte dann bei der obligaten kriminalpolizeilichen Leichenschau, mit Entkleidung, nichts Auffälliges zu beobachten sein, kann der Arzt, falls noch erforderlich, eine zweite ärztliche Leichenschau durchführen.

II. Die ärztliche Leichenschau

Verdacht auf Tötungsdelikt

Besteht bereits im Vorfeld der Leichenschau der Verdacht auf ein Tötungsdelikt – aus den äußeren Befunden, dem Umfeld, der Vorgeschichte oder den offensichtlichen Leichenbefunden – so darf die Leiche in keinem Fall entkleidet werden. Die Entkleidung erfolgt dann in Verbindung mit der Obduktion.

Reanimation

Wenn der Arzt keine sicheren Todeszeichen erkennt und sich zu Reanimationsmaßnahmen entschließt, so haben diese immer Priorität vor dem rechtsmedizinischen/kriminalpolizeilichen Wunsch nach unverfälschter Bekleidungssituation. Der Arzt kann dann auf erforderliche Zerstörung der Bekleidung und des Spurenbildes keine Rücksicht nehmen. Er sollte aber unbedingt stichwortartig oder skizzenhaft den Originalzustand dokumentieren.

2.1.2 Unterbleiben der Entkleidung

Die Entkleidung der Leiche in der Öffentlichkeit stößt auf ethische Bedenken. Dies ist ein wichtiger, nicht-technischer Hinderungsgrund. Hier sollte § 4 (2) des Gesetzentwurfs vom 13.12.2002 angewandt werden (Transport der Leiche an einen geeigneten Ort). Wird aus einem der obigen Gründe die Leichenschau an der bekleideten Leiche durchgeführt, so sollte dieses der Arzt auf der Todesbescheinigung dokumentieren.

2.2 Äußere Besichtigung der Leiche

2.2.1 Vorgehensweise

Bei der Leichenschau sollte systematisch vorgegangen werden, z.B. nach einem Schema wie „ZKH-TOUR" = Zeichen des Todes, Kopf, Hals, Thorax, Obere, Untere Extremitäten, Rücken. Die Beleuchtung muss von ausreichender Intensität und Qualität sein.

Livores:	Lage, Intensität, Farbe, Wegdrückbarkeit.
Rigor mortis:	Wo vorhanden, wo fehlend, Intensität, Wiedereintritt nach Lösung.
Fäulnis:	Partiell, ubiquitär, Farbbildungen, Ausbreitungsmuster, Dunsung, Austritt von Fäulnisflüssigkeit aus Körperöffnungen, Fäulnisblasen, Ablösung der Anhangsgebilde.

Tab. 2: Zeichen des Todes

2. Praktische Durchführung der Leichenschau

Behaarter Kopf:	Betasten, Inspektion, Beklopfen.
Ohren, Ohröffnungen, retroaurikulär:	Inspektion.
Nase:	Dislokation, Knochenreiben, Nasenöffnungen, Inhalt, Abrinnspuren.
Mund:	Abrinnspuren, Lippenrot, Mundvorhof, Lippen- und Wangenschleimhaut, Inhalt der Mundhöhle (z.B. Bolus), Lokalisation der Zunge, Geruchsprobe durch Druck auf den Thorax.
Augen:	Augenlider, Pupillenweite, konjunktivale Blutungen; gründliche Inspektion der Konjunktiven sowie der Haut der Augenober- und -unterlider.
Gesichtshaut:	Schürfungen, Blutungen, Narben.
Hals:	Inspektion des vorderen, seitlichen und rückwärtigen Halses: Hämatome, Abschürfungen.
Thorax:	Form (symmetrisch?), Rippenbögen, pathologische Beweglichkeit der Rippen, Verletzungen, Hautverfärbungen, Brüste.
Bauch:	Verletzungen, Brüche, Hämatome, Narben.
After und äußeres Genitale:	Anatomie, Blut- und Kotanhaftungen, Verletzungen.
Obere Extremitäten	Oberarme, Unterarme, Ellenbeugen, Handgelenke: Hämatome, alte und frische Injektionsmarken, Griffspuren, Narben. Hände, Finger, Rück- und Beugeseite (unbedingt auch gewaltsam öffnen): Strommarken, Abwehrverletzungen, Fingernägel.
Untere Extremitäten:	Oberschenkel, Unterschenkel, Knie- und Fußgelenke: Griffspuren, Abschürfungen, Blasenbildungen, Seitenungleichheit.
Fußsohlen:	Strommarken, Beschmutzungen.
Rücken, Gesäß:	Hämatome, Schürfungen, Livores, Narbenbildungen.

Tab. 3: Untersuchung sämtlicher Körperregionen

II. Die ärztliche Leichenschau

Am besten geeignet ist Tageslicht. Rotstichiges Licht verwischt Rottöne und ist daher zur Erkennung von (roten) CO-Hämoglobinleichenflecken oder andersartigen Rotverfärbungen nicht geeignet. Im Zweifelsfall ist die Leichenschau am nächsten Tag zu wiederholen. Auf jeden Fall sollte bei ungünstiger Beleuchtung auf die Notwendigkeit einer zweiten Leichenschau oder die Verbringung an einen günstigeren Ort hingewiesen werden.

2.2.2 Hinweise auf nichtnatürlichen Tod bei der Leichenschau

Früher wurde vom Arzt bezüglich der Todesart die Klassifikation „nichtnatürlicher Tod" erwartet. Dies ist jedoch in der Mehrzahl der Fälle nicht möglich. Falls dem Tod eine ärztliche Behandlung mit entsprechender Diagnostik der Verletzungen bzw. der Komplikationen nicht vorausgegangen ist, verbleibt eine beträchtliche Unsicherheit. In den meisten Bundesländern ist jetzt auf die Klassifikation „Anhaltspunkte für Tod durch äußere Einwirkungen" oder ähnliche Formulierungen ausgewichen worden, d.h., die Schwelle zur Benennung dieser Todesart wurde deutlich herabgesetzt. Auch für Bundesländer, in denen die alte Bezeichnung „nichtnatürlicher Tod" noch existiert, gilt dem Sinne nach die neue Formulierung (man kann sich schwer vorstellen, dass diese Bundesländer nahezu gänzlich auf die Meldung nichtnatürlicher Todesfälle verzichten wollten). Falls aus den nachfolgenden Befunden der Verdacht auf einen **n**icht**n**atürlichen **T**od abzuleiten ist, so wird dies durch die ausgerückte Bezeichnung ⇨ **Verdacht NNT** hervorgehoben.

⇨ **Verdacht NNT**

2.2.3 Sichere Todeszeichen und Leichenerscheinungen

Nachfolgend erfolgt die Beschreibung der wichtigsten äußeren Hinweiszeichen auf einen nichtnatürlichen Tod, in enger Anlehnung an das Procedere bei der Leichenschau:

2.2.3.1 Livores (Totenflecke, Leichenflecke)

Die normale Farbe der Livores ist blau-violett. Totenflecke entstehen an den abhängigen Partien mit Ausnahme der Aufliegestellen. Aussparungen finden sich auch bei Druck durch elastische Kleidungsstücke u.ä.. Bei Rückenlage erkennt man erste dezente Fleckenbildungen im Schulter-Nackenbereich ca. 20 Minuten post mortem. Mit zunehmender Zeit konfluieren die Livores und werden

2. Praktische Durchführung der Leichenschau

intensiver, nach ca. 6 bis 9 Stunden post mortem haben sie die volle Intensität erreicht. Auf mittelkräftigen Druck, z.B. mit dem Daumenballen, sind sie bis ca. 12 Stunden post mortem anämisierbar. Bei Umlagerung der Leiche von z.B. Rückenlage in Bauchlage wandern die Livores bis ca. 6 Stunden post mortem vollständig, bis ca. 12 Stunden post mortem unvollständig aus der ursprünglichen abhängigen Lage in die neue abhängige Lage (Abb. 1-4, Tab. 4).

Livores	Wegdrück-barkeit	Rigor mortis	Fäulnis	Postmortal (pm)-Zeit
Marmorierung dezent bis Konfluktion deutlich	+++	-----	-----	Stadium I bis 2 h pm
deutlich bis kräftig	++	beginnend bis deutlich, WE(*)	-----	Stadium II 2 bis 6 h pm
kräftig	++ bis +	kräftig, WE(*)	-----	Stadium III 6 bis 10 h pm
kräftig	+	kräftig	-----	Stadium IV 10 bis 20 h pm
kräftig	(+)	kräftig	Beginn rechter Unterbauch	Stadium V ab 20 h pm
kräftig	-----	Beginn der Lösung	zumeist rechter Unterbauch	Stadium VI über 36 h pm
(*) WE = Wiedereintritt nach Lösung					
+++ = sehr leicht					
++ = leicht					
+ = nach kräftigem Druck					
(+) = nur noch teilweise					

Tab. 4: Zeitlicher Ablauf der Ausbildung von sicheren Todeszeichen

II. Die ärztliche Leichenschau

Besonderheiten:

- Ausprägung der Leichenflecken nicht (nur) an den abhängigen Partien. Falls kein ersichtlicher Grund für die Lageveränderung: Verdacht auf postmortale Manipulation.
  ⇨ **Verdacht NNT**
- Deutliche Diskrepanz zwischen Ausbildungsgrad der Livores, z.B. „sehr intensiv" und Vorgeschichte, z.B. vor 30 Minuten angeblich noch lebend gesehen, bedeutet immer einen Verdacht auf NNT.
  ⇨ **Verdacht NNT**
- **Kirschrote Livores** (Tab. 5). Eine kirschrote Farbe wird verursacht durch CO-Vergiftung, postmortale Kälteeinwirkung oder Cyanidvergiftung:
  - Kohlenmonoxydleichenflecken (Abb. 5) sind intensiv und gleichmäßig kirschrot. Die Auffindung der CO-Quelle ist wichtig, denn andere Menschen sind gefährdet (z.B. defekte Gastherme).
    ⇨ **Verdacht NNT**
  - Kälte-Reoxydations-Leichenflecken (Abb. 6) sind unregelmäßiger kirschrot. Häufig findet sich ein Wechsel zwischen blau-violett und kirschrot (zonierte Reoxydation). Das Gewebe unter den Fingernägeln bleibt blau-violett, auch bei postmortaler Kälteeinwirkung.
  - Cyan-Hämiglobin-Livores sind meist weniger intensiv rot verfärbt, eher sind sie ein wenig blau-violett mit einer rötlichen Komponente.
    ⇨ **Verdacht NNT**
- **Met-Hämoglobin** (Abb. 7). Ein auffälliger Grauton bzw. Grau-Braunton der Livores spricht für eine Intoxikation mit Met-Hämoglobinbildnern. Met-Hä-

Ätiologie	Farbe
Normal	Blau-livide
Kohlenmonoxid/Cyanid	Hellrot (Kirschrot)
Kälte	Hellrot (Kirschrot)
Met-Hämoglobinbildner (Nitrate, Nitrite, Natriumchlorat)	Grau-braun

Tab. 5: Farbe der Livores

moglobinbildner sind vielfältig (Tab. 5). Bei fehlendem Hinweis auf Erkrankung (z.B. Urämie) ist der Verdacht auf einen nichtnatürlichen Tod gegeben.

⇨ **Verdacht NNT**

- **Vibices** (Leichenfleckenblutungen) (Abb. 8). Vibices sind auf die Leichenflecken beschränkt, im Gegensatz zur (vitalen) Hautpurpura. Es handelt sich um Kapillarberstungsblutungen. Sie können Indikatoren für eine lange Agonie (wie auch bei Gifteinwirkung) sein, mit Entstehung von Kapillarschäden, daher auch für Gifteinwirkungen.

  ⇨ **Verdacht NNT**

- **Fehlende oder spärliche Livores**. Sind auch nach 1 bis 2 Stunden nur spärliche Leichenflecken vorhanden oder fehlen diese vollständig, so besteht der dringende Verdacht auf innere und/oder äußere Verblutung. Äußere Verblutung muss nicht auf Grund der Umstände augenfällig sein. Innere Verblutung hat nicht immer eine natürliche Ursache, so z.B. bei postoperativen Komplikationen, medikamenteninduzierten Ulzera, Gefäßperforationen durch wandernde Fremdkörper oder bei Verblutung aus Leber-, Milz- oder Nierenrupturen nach stumpfer Gewalt ohne äußere Traumazeichen bzw. bei (inneren) Schuss-Verletzungen oder Stichverletzungen mit kaum sichtbarem Einschuss bzw. Einstich.

  ⇨ **Verdacht NNT**

- **Farblich veränderte Livores**. Fäulnisbedingt verändern die Livores ihre charakteristischen Farben. Sie sind dann schwer von der übrigen Hautverfärbung abgrenzbar.

- **Kirchhofrosen**. Bei langsamer Agonie gelegentlich entstehende Pseudo-Totenflecken in der Wangenregion, in der seitlichen Halsregion oder in der Schulterregion. Sie sind kleinfleckig, bis ca. 5-Cent-Stück-groß oder sie entsprechen einer blass-violetten Marmorierung. Keine Konfluktion.

2.2.3.2 Rigor mortis (Totenstarre)

Die Totenstarre beginnt 1 bis 2 Stunden post mortem; ihre volle Ausprägung erreicht sie nach ca. 8 Stunden post mortem. Die Lösung der Totenstarre erfolgt nach 2 bis 3 Tagen (Tab. 4). Ausbreitung nach Nysten[25] mit Beginn am Stamm

---

[25] Nysten P. H. Recherches de physiologie et chimie pathologiques pour fair suite a celles de Bichat sur la vie et la mort. Paris 1811

und Hals, dann von proximal nach distal in den Extremitäten. 2 Stunden post mortem tritt Kieferstarre ein. Es existieren viele Variationen in der Ausbreitung der Totenstarre; ihre Lösung erfolgt in umgekehrter Reihenfolge, d.h. zuletzt löst sich die Starre in den Sprunggelenken. Der Prozess der Totenstarre beginnt, wenn die ATP-Konzentration unter ein kritisches Niveau fällt. Es kommt zu einem Ineinandergleiten der Actin- und Myosinfilamente. ATP kann antemortal hochgradig verbraucht sein, z.B. durch Vergiftungen mit hohem Muskelstoffwechsel, durch elektrischen Tetanus, durch maligne Hyperthermie oder durch hochgradige Anstrengung. Dann folgt eine rasche Starreentstehung.

Phänomene:

- **Rigor praecox.** Eintreten der Starre kurze Zeit nach dem Tode, gelegentlich bereits nach 20 bis 30 Minuten post mortem. Bei der Untersuchung stellt man fest, dass die Ausbildung der Livores gerade beginnt oder noch nicht begann, Starre jedoch bereits vorhanden ist. Beobachtungen über die zeitlichen Verhältnisse werden durch Dritte gelegentlich an den Arzt heran getragen, z.B. der Verstorbene habe vor 30 Minuten noch geatmet.

  Ursachen:

  - elektrischer Tetanus, auch bei Fehlen von Strommarken, wie z.B. bei Auffindung in der Badewanne.
    ⇨ **Verdacht NNT**

  - Tetanus-Infektion mit erhöhtem Muskeltonus.
    ⇨ **Verdacht NNT**

  - Strychnin-Intoxikation mit ebenfalls erhöhtem Muskeltonus.
    ⇨ **Verdacht NNT**

  - Maligne Hyperthermie. Die maligne Hyperthermie ist normalerweise eine Komplikation einer Allgemein- Anästhesie. Sie tritt jedoch auch nach langzeitiger Einnahme bestimmter Psychopharmaka auf. So kann es unter Neuroleptika (z.B. Clozapin, einem atypischen Neuroleptikum) in seltenen Fällen zu einem lebensbedrohlichen „malignen neuroleptischen Syndrom" mit einer Mortalität von etwa 20% kommen. Dieses Syndrom zeichnet sich vor allem durch eine Hyperthermie und generalisierten Rigor aus.
    ⇨ **Verdacht NNT**

2. Praktische Durchführung der Leichenschau

- **Cave: Kälterigor!**

    Der Kälterigor entsteht durch Hypothermie. Durch hochgradigen Muskelstoffwechsel in der Unterkühlung kommt es zur Erschöpfung aller Energiereserven, ATP-Verlust und Kontraktion bereits zu Lebzeiten! Gegebenenfalls besteht hier der Verdacht NNT.

    ⇨ **Verdacht NNT**

- **Kataleptische Leichenstarre.** Definitionsgemäß ist hier das Einsetzen der Starre im Moment des Todes gemeint. Als Beweis wurden Fälle aufgeführt, bei denen Menschen stehend gegen die Hauswand gelehnt oder auf dem Gehsteig liegend mit dem Oberkörper frei über der Straße, d.h. ohne Bodenberührung, vorgefunden wurden. Die Kasuistiken hielten wissenschaftlicher Überprüfung nicht stand.

    Einzige Ausnahme bildet möglicherweise der Kälterigor. Wenn daher der Leichenschauer eine auf kataleptische Starre verdächtige Situation vorfindet, handelt es sich um postmortale Manipulation. Bei fehlender Erklärung ist alternativ an den Versuch der Leichenbeseitigung zu denken oder an den Versuch, eine besondere Auffindungssituation vorzutäuschen (Abb. 9). Gelegentlich ist hierbei der Verdacht NNT gegeben.

    ⇨ **Verdacht NNT**

- **Totenlaut.** Der Tod tritt häufig in Inspirationsstellung ein, u.a. mit Zwerchfelltiefstand. Bei Lösung der Starre kann es zu ruckartigen Luftentleerungen besonders dann kommen, wenn an der Leiche manipuliert wird – die zunehmend mit Gas gefüllten Därme drücken gleichzeitig stärker gegen das abnehmend leichenstarre Zwerchfell. Die an den Stimmlippen vorbeistreichende Luft erzeugt einen Laut. Hierbei handelt es sich um ein rein postmortales Phänomen.

- **Wiedereintritt der Starre.** Der Arzt hat bei der Untersuchung die Starre gewaltsam gelöst, z.B. die geschlossene Faust geöffnet oder den Unterarm gegen den Oberarm gestreckt. Nach ca. 30 Minuten bemerkt er einen neuen Rigor in denselben Gelenken, zwar deutlich schwächer als zuvor, aber deutlicher als unmittelbar nach dem Brechen. Hierbei ist zu beachten, dass die Starre ein kontinuierlich zunehmender Prozess ist. Das heißt, die Anzahl der erstarrten Muskelfasern nimmt mit der Zeit zu. Nach gewaltsamer Lösung der erstarrten Anteile sind die bis dahin nicht erstarrten Fasern noch zur Kontraktion fähig. Dieses Phänomen ist bis ca. 6 bis 7 Stunden post mortem auslösbar.

2.2.3.3 Auskühlung der Leiche

Die Leiche verliert die Temperatur durch Strahlung, Leitung und Konvektion. Die Geschwindigkeit der Auskühlung hängt von einer Vielzahl individueller Faktoren ab:

- leichenspezifische Faktoren wie Körpermasse und Körperoberfläche,
- Umgebungsfaktoren wie Temperatur, Luftbewegung, Sonneneinstrahlung,
- isolierende Faktoren wie Bekleidung, Bettdecke,
- thermische Eigenschaften der Aufliegefläche. Quantitative Einschätzungen entsprechender Einflussgrößen sind möglich (Abb. 10a und b).

Zunächst nähert sich die Hauttemperatur der Umgebungstemperatur, die Haut fühlt sich kalt an. Nachfolgend fließt Wärme aus der mittleren Schicht über den entstehenden Temperaturgradienten ab. Schließlich, d.h. nach ca. 1,5 Stunden beginnend, fließt auch Wärme aus dem Körperkern nach außen ab.

Verlässlich für die Einschätzung der Todeszeit ist die Messung der Körperkerntemperatur. Diese entspricht der tiefen Rektaltemperatur, die in einer Tiefe von ca. mindestens 8 cm gemessen werden muss. Auf Grund ihrer Länge und ihrer Skalierung sind normale Fieberthermometer ungeeignet. Der Arzt sollte in entsprechenden Fällen ein längeres Thermometer (häufig bei der Polizei vorhanden) mit geeigneter Skala zwischen ca. 0°C und 45°C (o.ä.) verwenden. Die Messung der Temperatur kann in entsprechenden Fällen die entscheidende Grundlage zur Todeszeitbestimmung liefern. Zur Todeszeitbestimmung kann das Rektaltemperatur-Todeszeit-Bezugsnomogramm nach Henßge[26] (Abb. 10b) hilfreich sein.

Neben der tiefen Rektaltemperatur sollte gleichzeitig die Umgebungstemperatur gemessen werden. Auch wenn die Faustregel viel geschmäht wurde: Die Körperkerntemperatur eines normal gewichtigen, sehr leicht bekleideten Erwachsenen fällt bei einer Umgebungstemperatur von 20°C oder wärmer in den ersten 1 bis 2 Stunden kaum ab (Plateau). Hiernach beträgt der Abfall ca. 0,5 bis 1,5°C/h (Abb. 10a). Die Hauttemperatur ist allerdings aus den o.a. Gründen unbrauchbar.

---

[26] Henßge C. Temperature-based methods II. In: Henßge C., Knight B., Kromprecher T., Modea B., Nokes L. (eds) Estimation of time since death in the early postmortal period. Arnold 1995, London, p 79 ff.

2. Praktische Durchführung der Leichenschau

2.2.3.4 Vertrocknung

Die intakte Haut schützt gut gegen Wasserverlust durch Verdunstung. Allerdings kann die Vertrocknung an geeigneten Stellen bereits nach wenigen Stunden erkennbar sein: Bei spaltförmig geöffneten Augen verlieren die Corneae ihren Glanz und werden trüb, die Skleren verfärben sich zunehmend graubraun (Abb. 11a und b). Mit zunehmender Zeit fallen die Augäpfel ein. Bei Männern scheinen die Barthaare zu wachsen, die Bartstoppeln werden bis zu 2 mm lang. Auch die Fingernägel erscheinen länger. Hierbei handelt es sich um Phänomene infolge der Retraktion der Haut. Insbesondere die Akren – Fingerendglieder, Finger, perinasale und periorale Regionen – vertrocknen rascher auf Grund der exponierten Lage (Abb. 12). Bei Säuglingen fallen schnell schwärzliche Verfärbungen des Lippenrots auf (Abb. 13).

Ein besonderes Phänomen ist die Vertrocknung von Hautläsionen: Bei Abschürfung des Stratum corneum und der oberen Epithelschichten strömt interzelluläre Flüssigkeit an die Oberfläche; die Läsion wirkt feucht. Das Wasser verdunstet und die Rückstände verursachen die lederartig derbe gelbliche bis rotbraune Hautvertrocknung (Abb. 14a und b). Eine derartig vertrocknete Hautabschürfung kann einen hohen Hinweiswert auf stattgefundene Gewalt haben (s.u.).

⇨ **Verdacht NNT**

Bei der Leichenschau im frühen postmortalen Intervall , z.B. nach einer Stunde, kann die Abschürfung dem Arzt entgehen (Abb. 15). Nach einigen Stunden ist sie auch für Laien unübersehbar. Der Arzt wird eventuell Vorwürfen ausgesetzt, was unter solchen zeitlichen Bedingungen nicht berechtigt wäre.

2.2.3.5 Fäulnis

Die Fäulnisprozesse werden eingeleitet und aufrechterhalten durch die verschiedensten anaeroben oder fakultativ anaeroben Bakterien, hauptsächlich aus der Darmflora. Deren Enzyme wirken im Wesentlichen proteolytisch. Es handelt sich um einen alkalisch reduktiven Prozess mit Freiwerden von Gewebsflüssigkeit. Die Bakterien werden durch den sog. postmortalen Kreislauf in sämtliche Körperregionen und Organe embolisiert. Fäulnisprodukte sind Aminosäuren, biogene Amine, Ammoniak, Schwefelwasserstoff, Methan; es entstehen aber auch oxidative Abbauprodukte wie CO_2. Das Gewebswasser diffundiert relativ ungehindert nach draußen und hebt die Epithelschicht blasenförmig ab. Die Fäulnisflüssigkeit sammelt sich auch in den Körperhöhlen.

II. Die ärztliche Leichenschau

Phänomene der Fäulnis:

- **Grünfäulnis.** Die sogenannte Grünfäulnis bedeutet farbliche Veränderungen des Hämoglobins in grüne (Verdoglobin), schwärzliche (Sulfhämoglobin), braune Umbauprodukte. Sie zeigt unterschiedlichste Verteilungsmuster:

  (1) sehr häufig im Beginn Grünverfärbung der Bauchhaut im rechten Unterbauch (Abb. 16),

  (2) Durchschlagen der Venennetze der Subcutis, häufig im Oberkörperbereich, aber auch in anderen Regionen (Abb. 17),

  (3) flächenhafte Grünfäulnis, z.T. korrespondierend, z.T. nicht korrespondierend mit den Livores.

- **Gasbildung** mit Gasansammlungen in den Organen, Körperhöhlen, Weichteilen, Blähung der Brüste, des Hodensacks, Pseudoerektion des Penis, Gesichtsdunsung, Auspressung von Fäulnisflüssigkeit aus den Körperöffnungen (Abb. 18a und b).

- **Kolliquation** mit Ansammlung von rötlich-bräunlicher Fäulnisflüssigkeit in den Körperhöhlen, unter der blasig abgehobenen Epidermis, Entleerung aus den Körperöffnungen. Die Leiche liegt in einer Flüssigkeitslache (Abb. 19).

Bedingt durch die Gasbildung gelangen Wasserleichen an die Oberfläche. Außerhalb des Wassers schreitet die Fäulnis rasch fort.

Fäulnis kann viel verdecken, z.B. die Farbe der Leichenflecken, Hämatome, Strommarken, aber auch Vergiftungsgerüche, perforierende Verletzungen, Halshautverletzungen, Petechien und Ekchymosen. Daher sollte der Arzt bei Fäulnis nie einen natürlichen Tod bescheinigen, sondern allenfalls eine ungeklärte Todesart.

⇨ **ungeklärte Todesart**

Besteht eine „leere" Anamnese, also vorbestehend keine Erkrankungen, oder besteht gar ein vager Vergiftungsverdacht:

⇨ **Verdacht NNT**

2.3 Befunde bei der Leichenschau: „ZKH-TOUR"

2.3.1 Kopf/Hals

Kopf- und Halsverletzungen sind häufig das entscheidende äußere Anzeichen für eine todesursächliche Verletzung. Daher ist hier besondere Aufmerksamkeit geboten.

Abschürfungen sind immer Zeichen äußerer Gewalt.

⇨ **Verdacht NNT**

Gelegentlich sind Abschürfungen gerichtet und lassen eine Parallelstreifigkeit erkennen (Abb. 20). Bei sich kreuzenden Richtungen besteht der Verdacht auf mehraktiges Geschehen.

- Im Gesicht entstehen Abschürfungen auch bei agonalen Stürzen. Sie sind dann in gleicher Richtung verlaufend und liegen über den Prominenzen wie Augenbrauen, Jochbeinkörper, Nasenrücken oder Kinn. Dies ist der einzige Umstand, bei der man nicht automatisch an fremde Hand denken muss (Abb. 21).

- Gelegentlich finden sich Abschürfungen perioral/perinasal. Hier besteht der Verdacht auf einen Erstickungsmechanismus, z.B. Verschluss der Atemöffnungen (Abb. 22).

⇨ **Verdacht NNT**

- Von besonderer Wichtigkeit sind Abschürfungen in der Halshaut (Abb. 23). Sie entstehen insbesondere bei Strangulationsmechanismen. Während sich horizontale Abschürfungszonen bei Erdrosseln zeigen, findet man ansteigende bei Erhängen. Bei Würgemechanismen sind diese Abschürfungen semilunär oder auch fleckförmig (Einzelheiten s.u.).

⇨ **Verdacht NNT**

Hämatome sind immer Zeichen für äußere Gewalt.

⇨ **Verdacht NNT**

Hämatome können bei Stürzen vorkommen und sind dann häufig räumlich mit einem Schürfmuster oder einer Platzwunde assoziiert (Abb. 24a und b) bzw. mit den Komplikationen des Sturzes, z.B. Nasenbeinbruch oder Orbitabruch.

II. Die ärztliche Leichenschau

- **Bunte Hämatome.** Bunte Hämatome (gelb/grün/blau usw.) sind mehrzeitig entstanden und geben immer Anlass zu dem Verdacht auf nichtnatürlichen Tod.
  ⇨ **Verdacht NNT**

- **Monokelhämatome.** Monokelhämatome sind häufig die Folge von Schädelbrüchen, gelegentlich auch direkte Schlagfolge (Abb. 25).
  ⇨ **Verdacht NNT**

- **Retroaurikuläre Hämatome.** Sie entstehen z.B. durch Schläge oder Tritte gegen das Ohr.
  ⇨ **Verdacht NNT**

- **Hämatome der Lippenschleimhaut.** Häufig zusammen mit Platzwunden (Abb. 26). Falls nicht eindeutig in Verbindung mit äußeren agonalen Sturzverletzungen besteht der Verdacht auf einen nichtnatürlichen Tod.
  ⇨ **Verdacht NNT**

- **Hämatome am behaarten Kopf.** Häufig zusammen mit Platzwunden.
  ⇨ **Verdacht NNT**

- **Platzwunden.** Bei Platzwunden, die sich deutlich oberhalb der Hutkrempenlinie befinden, besteht der Verdacht auf Fremdeinwirkung.
  ⇨ **Verdacht auf fremde Hand**

- **Multilokuläre Hämatome.** Bei multilokuläre Hämatomen (Abb. 27) ist ein hochgradiger Verdacht eines nichtnatürlichen Todes gegeben.
  ⇨ **Verdacht NNT**

- **Geformte Hämatome.** Liegen geformte Hämatome vor, z.B. doppelstreifig (Abb. 28), ist der Verdacht auf fremde Hand gegeben.
  ⇨ **Verdacht NNT**

- **Halshauthämatome.** Halshauthämatome sind nicht selten fleckförmig (Abb. 29). Abschürfungen durch Fingernägel können fehlen. Stauungsblutungen können spärlich sein. Halshauthämatome sind eventuell die einzigen Hinweise auf eine Strangulation.
  ⇨ **hochgradiger Verdacht NNT durch fremde Hand**

Wunden werden häufig durch stumpfe Gewalt verursacht, so z.B. Platz-, Rissoder Quetschwunden. Oft sind sie kombiniert mit begleitender Schürfung und

2. Praktische Durchführung der Leichenschau

Hämatom. Nicht selten sieht oder tastet man in der Tiefe frakturierte Knochen. Gelegentlich kommen Wunden innerhalb einer agonalen Sturzverletzung vor, insbesondere über knöchernem Widerlager, häufig begleitet von zumeist kräftiger Schürfung (Abb. 21).

Wichtig ist bei den Wunden die sog. Hutkrempenregel: alle Wunden durch stumpfe Gewalt, welche sich oberhalb der Hutkrempe befinden, legen den Verdacht auf fremde Hand nahe.

⇨ **Verdacht NNT**

Bei **Platzwunden** finden sich als Unterscheidung zu scharfer und halbscharfer Gewalt immer Gewebsbrücken und häufig auch begleitende Abschürfungen (Abb. 30).

Nicht selten werden **Schussverletzungen** als Platzwunden eingeschätzt (Abb. 31a und b). Insoweit besonders gefährlich sind absolute Nahschüsse und Kleinkalibereinschüsse. Bei absoluten Nahschüssen entsteht eine Art Platzwunde, allerdings mit zusätzlichen schussspezifischen Charakteristika: Stanzfigur, besser nach Entfernung des Blutes sichtbar; Schmauchhöhle, lokales Kohlenmonoxidhämoglobin (= kirschrote Farbe). Ausschüsse können wie gewaltige Platzwunden imponieren, mit austretendem Gehirn und Knochenscherben. Sie werden manchmal für die Folge einer massiven stumpfen Gewalt gehalten. Gleiches gilt für Schrotschüsse aus unmittelbarer Entfernung (Abb. 32a). Besonders tückisch können Kleinkalibereinschüsse sein. Hier fehlt oft der Ausschuss. Die Einschüsse sind klein und wegen des Blutaustritts ist das rundliche Loch häufig kaschiert (Abb. 32 b und c). Hier wird gelegentlich von einem Sturz gegen spitze Eisenkanten oder Ähnliches ausgegangen. Daher sollte nie spitzfindig die akzidentelle Entstehung rekonstruiert werden!

Bei jeder Wunde im Kopf-/Halsbereich muss der Arzt den Verdacht NNT äußern.

⇨ **Verdacht NNT**

Sehr häufig liegt der Verdacht auf fremde Hand nahe. Die Diagnose „**agonale Sturzverletzung**" sollte nur gestellt werden, wenn der Arzt sich absolut sicher ist.

II. Die ärztliche Leichenschau

Auch die Diagnose „akzidentelle Sturzverletzung" kann in der Regel durch äußere Leichenschau alleine nicht gestellt werden. Spekulative Überlegungen, die auf bestimmte Unfallmechanismen, wie z.B. Treppensturz bei Herzschwäche, Sturz gegen Eisenkante bei Glatteis oder Ähnliches abstellen, sollten unbedingt unterbleiben!

Frakturen im Kopfbereich sind immer Zeichen für äußere Gewalt

⇨ **Verdacht NNT**

Auffällige Befunde in diesem Zusammenhang:

- bei Griff mit seitlicher Verschiebung am Nasenrücken – Knochenreiben.
- bei Griff mit seitlicher Verschiebung am Unterkiefer – Knochenreiben.
- bei Beklopfen des Schädeldachs mit Fingerknöchel – Geräuschänderung.
- Blutaustritt aus äußeren Gehörgängen/Nasenöffnungen.
- Monokelhämatome bei Schädelbasisbrüchen.

Stauungsblutungen

⇨ **immer: Verdacht NNT**

Stauungsblutungen sind gelegentlich der einzige Hinweis auf einen Erstickungsmechanismus. Sie finden sich am häufigsten in den Konjunktiven (Abb. 33). Bei jeder Leichenschau muss ein Blick in alle 4 Bindehautsäcke erfolgen; durch Zug an den Ober- und Unterlidern oder durch Ektropionieren mit Pinzette o.ä.. Die Blutungen können klein und flohstichartig (Petechien) oder stecknadelkopfgroß (Ekchymosen) sein; äußerst selten sind sie noch größer. Sie können entweder sehr vereinzelt (z.B. in 1bis 2 Bindehautsäcken je 1 bis 2 Blutungen), spärlich (z.B. 6 bis 8 Blutungen pro Bindehautsack) oder auch massenhaft auftreten. Bei Vorliegen von Stauungsblutungen müssen unbedingt weitere Regionen abgesucht werden:

- Lidhäute (Abb. 34); (Die Lidhäute mit den Fingern glatt ziehen!);
- Lippenschleimhäute;
- retroaurikuläre Haut;
- gelegentlich, besonders bei Säuglingen, auch in der übrigen Gesichtshaut.

2. Praktische Durchführung der Leichenschau

Stauungsblutungen sind in jedem Fall für einen Erstickungsmechanismus verdächtig. Auch wenn sie gelegentlich bei anderen Krankheiten vorkommen, z.B. Keuchhusten oder Status asthmaticus, muss der Verdacht auf äußeres Ersticken zunächst Vorrang haben. Bei fehlender Halshautverletzung kommen dennoch Strangulationsmechanismen in Betracht, aber auch Ersticken durch Verschluss der Atemöffnungen, durch Thoraxkompression und andere Mechanismen. Differentialdiagnostisch haben Ärzte schon an Röteln oder Masern gedacht. Dabei sind jedoch die Augenbindehäute frei und das Exanthem ist generalisiert. Differentialdiagnostisch werden die punktförmigen Blutungen in der Gesichtshaut auch für Sommersprossen o.ä. gehalten. Stauungsblutungen sind jedoch immer begleitet von Bindehautblutungen, bei deren Vorhandensein die Differentialdiagnose entfällt.

Bei Vorhandensein von Stauungsblutungen immer:

⇨ **Verdacht NNT**

Pupillenweite

Bei Normalbefund weisen Pupillen eine mittlere Weite mit einem Durchmesser von etwa 3 bis 4 mm auf. Durch unterschiedliches Starreverhalten des Sphincter und des Dilatator pupillae entsteht postmortal eine Phase einer Verengung, anschließend eine Erweiterung und spät postmortal wiederum eine Verengung.

Weite Pupillen	Enge Pupillen
ABC-Gifte	**MNOP-Gifte**
Atropin	Morphium
Amanita muscaria (Fliegenpilz)	Nikotin
Alkohol (bes. Methylalkohol)	Opiate
Belladonna	Physostigmin
Botulinustoxin	Pilokarpin
Cyanide	Prostigmin
Cocain	Insektizide der Alkylphosphatgruppe (E 605)
Cicutoxin (Wasserschierling)	
Chinin	
Coniin (gefleckter Schierling)	
Colchicin	
Cannabis (Cannabinol)	

Tab. 6: ABC-MNOP-Regel nach Prokop

Es gibt eine Reihe von Vergiftungen, die mit auffällig engen Pupillen – Durchmesser unter 2mm (Miosis) – oder mit einer Mydriasis – Durchmesser 6 mm oder mehr (Abb. 35) – einhergehen (sog. ABC-MNOP-Regel nach Prokop[27], s. Tabelle 6). Die Befunde bestehen nur in der Frühphase des Todes, also in den ersten Stunden. Später werden sie zumindest teilweise von der Totenstarre der Pupillenmuskulatur überlagert. Daher kommt diesem Befund bei der frühen Leichenschau größere Bedeutung zu als bei einer Leichenschau nach mehr als 24 Stunden.

Das Pupillenzeichen ist zwar keinesfalls sicher. Auffällig enge und auffällig weite Pupillen sollten aber immer an eine Vergiftung denken lassen, dies auch angesichts eines Risikos, dass der Vergiftungsverdacht nicht bestätigt werden kann. Zu beachten ist, dass es sich um mögliche Hinweise handelt, nicht um Beweise.

Auch kann es vorkommen, dass beide Pupillen ungleich weit sind (Abb. 36), auf der einen Seite weit und entrundet, und auf der anderen Seite normal weit oder gar eng. Sofern das Vorhandensein einer Augenprothese ausgeschlossen werden kann (Beklopfen des Augapfels mit Pinzette), ist die ungleiche Weite der Pupillen ein starker Hinweis auf ein Schädelhirntrauma.

Daher bei:

- auffällig engen Pupillen

  ⇨ **Verdacht NNT**

- auffällig weiten Pupillen

  ⇨ **Verdacht NNT**

- stärkergradig seitendifferenten Pupillenweiten

  ⇨ **Verdacht NNT**

2.3.2 Thorax/Abdomen

Wichtig sind die Thoraxform und die Seitensymmetrie. Ein asymmetrischer Thorax kann ein wichtiger Hinweis auf ein schweres Brustkorbtrauma sein. Grundsätzlich sollte bei kräftigem Druck auf den Thorax eine Geruchsprobe der

---

[27] Reimann W., Prokop O. Vademecum, Gerichtsmedizin: Volk und Gesundheit, Berlin 1980, S. 217.

aus dem Mund entweichenden Luft genommen werden. Bei abgeflachtem Thorax und/oder Asymmetrie kann man durch kräftiges Drücken häufig Knochenreiben fühlen. Auch hier ist auf Schürfungen, Hämatome oder Verletzungen zu achten (vorder- und rückseitig). Abdomen und Thorax sind normalerweise textilbekleidet, manchmal durch mehrere Schichten. Hierdurch bedingt finden sich bei stumpfer Gewalt manchmal nur dezente Schürfungen in der Haut, manchmal auch keine äußere Verletzungen – trotz hochgradiger innerer Organverletzungen. Gelegentlich werden Tote in unmittelbarer Straßennähe gefunden. Wegen des Fehlens äußerer Verletzungen kann zunächst an eine innere Todesursache gedacht werden. Hier kann man große Überraschungen erleben. Daher, bei entsprechenden Auffindesituationen, auch bei Fehlen äußerer Verletzungen, unbedingt unklare Todesursache angeben.

⇨ **unklare Todesart**

Bei kleinsten Verletzungen besteht der Verdacht auf nichtnatürlichen Tod.

⇨ **Verdacht NNT**

2.3.3 After und äußeres Genitale

Durch Heben und Abspreizung eines Beines werden After und äußeres Genitale sichtbar. Zu achten ist insbesondere auf Verletzungszeichen und Blutentleerung (Abb. 37). Bei entsprechenden Hinweisen ist der Verdacht auf nichtnatürlichen Tod gegeben.

⇨ **Verdacht NNT**

2.3.4 Obere Extremitäten

Die Inspektion der oberen Extremitäten beginnt bei den Fingernägeln: Streifen als Hinweis auf chronische Vergiftung mit Thallium oder Arsenik (Mees'sche Nagelbänder, Abb. 38a und b), Abbrüche sind als Hinweis auf ein Kampfgeschehen zu werten (Abb. 39 und 40). Die Inspektion setzt sich fort auf Finger- und Handrücken, dann auf die Beugeseite der Finger und Hände. Dieser letztere Teil ist häufig problematisch:

(1) Bedingt durch die eventuell bereits eingetretene Totenstarre liegt gelegentlich ein fester Faustschluss vor.

(2) In diesem Bereich können extrem wichtige Befunde verborgen sein: aktive Abwehrverletzungen, Strommarken.

Der Arzt kann durch kräftiges Aufbiegen häufig inspizieren. Ist dies nicht möglich, so sollte (und kann) er die Beugesehnen am Handgelenk scharf durchtrennen.

Strommarken können typisch aussehen: porzellanfarbene Erhabenheit mit zentraler, bräunlich-schwärzlicher Eindellung. Es gibt aber auch atypische Varianten: großflächig mit Verkohlungen; unspezifisch wie Abschürfungen; Aneinanderreihung sehr kleiner Marken; Abdruck des Werkzeuges, wie bei einer Umschlingung mit Draht (Abb. 41a und b, Abb. 76 und 77).

Am Handgelenk sind gelegentlich Muster quer verlaufender Narben oder frische Schnittverletzungen erkennbar, die von einem Suizidversuch herrühren können (Abb. 42a und b).

Injektionsstellen finden sich über den Venen des Unterarms, in der Ellenbeuge, über den Venen des Handrückens. Gelegentlich beobachtet man zahlreiche Injektionsstellen unterschiedlichen Alters (in Narbenstadien sowie frischere) (Abb. 43a-d). Dieser Befund ist typisch für Fixer. (Cave: Seit einiger Zeit benutzen Fixer immer häufiger feinste Nadeln, die kaum noch sichtbare Injektionsstellen hinterlassen sowie untypische Orte der Applikation ermöglichen, z.B. Penis). Bei entsprechenden Befunden ist immer der Verdacht auf nichtnatürlichen Tod gegeben.

⇨ **Verdacht NNT**

Ist eine einzige Injektionsstelle vorhanden, sollte immer nach der Plausibilität/Indikation für eine ärztliche Injektion geforscht werden. Falls dies nicht gegeben ist, besteht der Verdacht NNT (Beispiel: Ein aufmerksamer Arzt hat auf diese Weise eine Serientötung durch Luftembolie aufgedeckt.).

⇨ **Verdacht NNT**

Hämatome können sturzbedingt entstehen, z.B. an den Ellenbogen. Sie können passive Abwehrverletzungen sein (an den Streckseiten der oberen Extremitäten). Eine Sonderform stellen Bissverletzungen dar (Abb. 44).
Hämatome sind gelegentlich fingerbeerengroß fleckförmig und es finden sich zwei, drei oder vier solcher Unterblutungen an der Innenseite eines oder beider Oberarme (Abb. 45a und b), gelegentlich auch der Unterarme. Hier besteht ein hochgradiger Verdacht auf Griffspuren.

⇨ **Verdacht NNT**

2.3.5 Untere Extremitäten

An der Vorder- und Außenseite der Ober- und Unterschenkel finden sich gelegentlich bunte Hämatome: Abgeblasste Hämatomreste, braune Hämatome oder blau-violette Hämatome können sturz- und anstoßbedingt sein. Häufig finden sie sich bei hohem Lebensalter oder auch bei Alkoholikern (Abb. 46). An den Rückseiten der Oberschenkel können Schlagverletzungen lokalisiert sein, sehr viel seltener Sturzverletzungen. An den Innenseiten der Oberschenkel sind fleckförmige Hämatome nach gewaltsamer Spreizung der Beine zu beobachten.

Auch an den unteren Extremitäten finden sich gelegentlich Strommarken (Abb. 47 und 48). Hier besteht ein besonders hochgradiger Verdacht auf Fremdbeibringung. Manchmal verlaufen Strommarken unter den Fußsohlen. Hier muss an eine akzidentelle Entstehung gedacht werden.

2.4 Spezielle Fallgruppen

Nach der Auffindesituation und/oder Vorgeschichte existieren unterschiedliche Fallgruppen.

2.4.1 Erhängen/Erdrosseln/Erwürgen

Erhängen ist zumeist suizidal. Es kommt aber auch als Unfall vor und gelegentlich als Mord oder die entsprechende Auffindesituation soll zur Tarnung eines Mordes mit anderen Mitteln dienen. Am Hals findet man meist eine Strangmarke, die aber z.B. bei weicher Umwicklung des Halses bzw. bei breitem weichen Strangwerkzeug (z.B. Schal) fehlen oder inkomplett sein kann (Abb. 49).

Die Strangmarke imponiert als eine Kombination von Schnürfurche und Abschürfung (Abb. 50a-d). Beide sind gegenüber dem Aufknüpfungspunkt am intensivsten und werden seichter bzw. weniger intensiv zum Aufknüpfungspunkt hin. Die Strangmarke steigt zum Aufknüpfungspunkt an, d.h. sie verläuft schräg am Hals, nicht horizontal. Oberhalb der Strangmarke findet sich gelegentlich eine sehr geringe Stauung. Die Strangmarke kann von „Reaktionen" begleitet sein:

- Bläschensaum im Randbereich (Abb. 50b);
- Blutiger Zwischenkamm bei doppelter Umschlingung (Abb. 50c);

II. Die ärztliche Leichenschau

- Doppelte Hyperämiezone; diese gilt als vermeintliche vitale Reaktion (Abb. 50d).

Gelegentlich findet man Speichelfluss als Hinweis für einen vitalen Vorgang (Abb. 51a).

Erhängen kann folgende „typische" Merkmale aufweisen: Aufknüpfungspunkt etwa in Nackenmitte, Gleitknoten, mehr oder weniger „vollständiges" Körpergewicht in der Schlinge (Abb. 51b).

Alle anderen Formen sind atypisch (Abb. 52a und b):
- Retroaurikuläre, seitliche, anteriore Aufknüpfungspunkte
- Fehlen eines Gleitknotens
- Deutlicher Bodenkontakt, wie kniend, sitzend, liegend.

Bei typischem Erhängen fehlen in der Regel die Stauungszeichen, weil durch die Form der Aufhängung die Carotiden und die Vertebralarterien sofort komprimiert werden. Bei atypischer Aufhängung sind diese dagegen häufig vorhanden. Sieht der Arzt ein Abweichen von dieser Regel – also atypische Aufhängung ohne Stauung oder typische Aufhängung mit deutlicher Stauung – dann sollte/muss er an eine Tötung denken.

Nicht-suizidales Aufhängen kommt zweifellos vor. Nur dann, wenn man als Arzt auch nur geringsten Hinweisen nachgeht, besteht die Chance einer Aufklärung. Solche Hinweise ergeben sich aus den äußeren Umständen, aus der Aufknüpfungssituation und aus dem Leichenbefund. Bei geringsten Hinweisen besteht daher der Verdacht auf fremdverschuldeten nichtnatürlichen Tod.

⇨ **Verdacht auf fremdverschuldeten NNT**

Am Hals existiert manchmal mehr als eine Marke. Eine Marke nimmt horizontalen Verlauf, die andere steigt an. Dies führt zu dem Verdacht auf vorangegangenes Drosseln. Manchmal finden sich Strangmarken-unabhängige fleckförmige Schürfungen und Blutungen. Dies führt zu dem Verdacht auf vorhergehendes Würgen. Gelegentlich sieht man breite Schürfungen, die eventuell durch Hochrutschen des Strangs bedingt sein können (Abb. 53a und b). Zu denken ist hier jedoch auch an Aufknüpfung durch fremde Hand.

⇨ **Verdacht auf fremde Hand**

2. Praktische Durchführung der Leichenschau

Gelegentlich finden sich Begleitverletzungen; sie können durch Krämpfe während der Sterbephase entstehen, z.B. Anschlagen der Arme oder des Kopfes gegen Türrahmen (Abb. 54a). Solche Anstoßstellen müssen plausibel sein, wie Ellenbogen oder Knie. Bei geringsten Zweifeln an dieser Erklärung darf keinesfalls der Suizid bestätigt werden. Erhängungs-unabhängige Befunde entstehen z.B. durch stumpfe Gewalt gegen den Kopf, durch Vergiftungshinweise aus dem Leichenbefund, durch auffälligen Geruch in der Umgebung, durch Griffspuren an den Innenseiten der Oberarme (Abb. 54b), durch Strommarken o.ä.. Hier besteht immer der Verdacht auf ein Tötungsdelikt.

⇨ **Verdacht auf Tötungsdelikt**

Auch die äußeren Umstände können entscheidend sein. Bei freiem Hängen braucht der Suizident normalerweise einen Stuhl o.Ä., um den Strick zu befestigen und den Kopf in die Schlinge zu stecken, bevor er in die Schlinge gleitet oder springt (Abb. 55). Fehlt der Stuhl, so kann dies ein entscheidender Hinweis auf Fremdverschulden sein. Der Arzt, der die Leichenschau durchführt, sollte möglichst den Knoten nicht zerstören und sich die Knotenlage einprägen (Abb. 56).

Erdrosseln ist in der Regel Tötung durch fremde Hand. Es gibt aber auch Erdrosseln als Suizid; ebenso können Unfälle die Ursache sein. Die Differentialdiagnose kann extrem schwierig sein, auch für den Rechtsmediziner. Daher sollte der Arzt auch bei scheinbar eindeutigem Suizid nie die entscheidende Diagnose stellen. Beim Drosseln verläuft die Marke um den Hals mehr horizontal (Ausnahme: Kinder und kleine Personen, wenn der Täter nach oben zieht). Sie ist meist gleichmäßig tief eingeschnitten und auch gleichmäßiger geschürft. Die Strangmarkenumgebung und die Strangmarke selbst zeigen häufiger Blutungen. Der Gleitknoten fehlt. Am Kopf zeigt sich zumeist ein kräftiges Stauungssyndrom. Häufig finden sich Begleitverletzungen z.B. durch stumpfe Gewalt gegen den Kopf, durch Würgen oder durch Fixierung des Opfers. Hierdurch entstehen auch sog. Widerlagerverletzungen (Abb. 57a-e).

Der Suizident benutzt ein Strangwerkzeug, welches beim einfachen Knoten rau genug ist, um sich nicht wieder zu lösen; Hosenträger, grobe Kordel oder Kabel mit gummiartiger Oberfläche. Er kann auch drei oder vier einfache Knoten setzen (Abb. 57d). Der Tod tritt langsam ein. Daher sind die vitalen Reaktionen ausgesprochen stark: ausgeprägtes Stauungssyndrom, gelegentlich mit Blutentleerung aus Nasenöffnungen oder äußeren Gehörgängen. Die Differentialdiagnose im

Verhältnis zu einem Tötungsdelikt ist extrem schwierig. Im Vorfeld einer Objektivierung muss immer der Verdacht auf Fremdbeibringung stehen.

⇨ **Verdacht auf Fremdverschulden**

Erwürgen, d.h. die manuelle Kompression des Halses, ist immer Homizid. Pathomechanismen sind Asphyxie durch Verlegung der Luftwege sowie cerebrale Ischämie.

Durch Druck auf den Carotissinus kann es auch zur Auslösung eines Carotissinus- Reflexes kommen. Folge sind Bradyarrhythmien, möglicherweise auch andere Herzrhythmusstörungen. Nur extrem selten, falls überhaupt, entsteht dabei ein Herzstillstand.

Zu Beginn des Würgevorganges steht die Asphyxie im Vordergrund. Erlahmt der Widerstand des Opfers, so kann es auch zum Verschluss der großen arteriellen Halsgefäße kommen. Gleiches ist möglich, wenn ein Missverhältnis zwischen (geringem) Halsumfang und (großen) Täterhänden vorliegt. In der Regel findet sich ein venöses Stauungssyndrom im Bereich oberhalb der Halskompression, also im Wesentlichen im Gesicht. Zur Asphyxie addieren sich in wechselnder Häufigkeit und Intensität durch Druck auf den Carotissinus ausgelöste Kreislaufreflexe mit kardialen Bradyarrythmien. Sowohl die vagalen Reflexe als auch das Stauungssyndrom sind für sich alleine sehr selten tödlich, falls überhaupt.

Während des Würgevorgangs kommt es in der Regel zu heftiger Gegenwehr des Opfers. Es wird fixiert, z.B. durch ein Sichsetzen oder -knien auf das Opfer. Dieses wehrt sich z.B. durch Kratzen u. Ä. Hierdurch resultieren beim Opfer zahlreiche Begleitverletzungen.

Das Gesicht ist beim Erwürgen häufig zyanotisch und gestaut. Am Hals finden sich Würgemale, bedingt durch Fingerkuppen und Fingernägel; es handelt sich häufig um uncharakteristische Abschürfungen der Oberhaut (Abb. 57e). Häufig finden sich aber auch Fingernagelimpressionen. In der Gesichtshaut sind in der Regel Punktblutungen festzustellen, besonders akzentuiert in der Umgebung der Augen und in den Lidhäuten. In den Augenbindehäuten finden sich meistens massenhaft punktförmige Blutungen. Auch bestehen punktförmige Blutungen in der Schleimhaut der Ober- und Unterlippe. Akzentuiert sind die Blutungen wiederum retroaurikulär. Zusätzlich kommt es zu Begleitverletzungen durch Fixierung des Opfers mit Griffen an den Armen, durch Schläge oder stumpfe Gewalt gegen den Kopf mit der Folge, dass Kopfplatzwunden im behaarten Kopf entstehen. Zu warnen ist vor den spurenarmen Formen des Würgens. Am Hals können Würgemale völlig fehlen, wenn dieser weich bedeckt war, z.B. weicher Rollkragenpulli oder wenn der Täter hochgradig abgeschnittene oder abgekaute Fingernägel hatte. Auch kann das Stauungssyndrom spärlich ausgebildet sein, dies besonders dann, wenn ein Missverhältnis zwischen Halsumfang des Opfers und Größe der Täterhände vorliegt.

2.4.2 Badewannentote/Badezimmertote

Kaum eine Auffindungssituation kennt derartig viele Alternativen:

- Plötzlicher Herztod mit oder ohne Verbindung mit agonalem Ertrinken.
- Elektrotod durch Fön oder Radio in der Badewanne. Dies kann Mord, Unfall oder Selbstmord sein. Der Fön kann postmortal ins Wasser gelangt sein. Ebenso kann der Fön (nach späterer Untersuchung) elektrisch unwirksam gewesen sein. Gleiches gilt für andere Geräte. Tödliche Stromwirkungen können auch aus anderen Quellen vorkommen.
- Vergiftung mit oder ohne anschließendes Ertrinken.
- CO-Intoxikation durch schadhafte Gastherme, zumeist akzidentell.
- Ertrinken als Tötungsdelikt, kann außerordentlich spurenarm sein.
- Reflextod als Tötungsdelikt, kann außerordentlich spurenarm sein.

Dies ist gleichermaßen, ähnlich wie Erdrosseln, eine der schwierigsten forensischen Fallgruppen, auch für den Spezialisten. Daher muss dieser Fall immer zunächst wie ein Tötungsdelikt behandelt werden. Der Auffindungsort muss von einem Rechtsmediziner angeschaut werden. Auch bei scheinbar eindeutigen Fällen mit Fön und Abschiedsbrief usw. sollte man keine Weichen in Richtung Suizid stellen. Der Arzt sollte bei offensichtlicher Elektrizität sehr vorsichtig sein. Gelegentlich finden sich hohe Stromspannungen im Wasser. Im Wasser kommen Strommarken nicht zustande.

2.4.3 Sturz aus der Höhe

Die Leiche oder der Schwerverletzte wird neben der Hauswand oder unter einer Brücke vorgefunden. Die Differentialdiagnose ist zunächst immer: akzidentell, homizidal, suizidal? Auch Sprünge im Drogenrausch kommen vor.

II. Die ärztliche Leichenschau

Es gibt gewisse Typisierungen, wobei der Abstand zur Mauer wichtig ist:

(1) Ist der Abstand zur Mauer gering, z.B. ca. 1 m, spricht dies für einen passiven Sturz, etwa als Unfall. Aber auch ein Herausschubsen bei Tätigkeit am Fenster oder sogar ein Herauswerfen sind möglich. Kriminalistische Untersuchungen am Fenster bzw. an der Fensterbank sowie genaueste Untersuchungen der Leiche können die Differentialdiagnose häufig aufklären. Fazit: Auch bei kurzem Abstand von der Hauswand sollte der Arzt nicht den Unfalltod leichtfertig bescheinigen.

(2) Ist der Abstand weit, z.B. 5 m, liegt die Annahme eines aktiven Sprungs nahe. Der Suizident springt so, aber auch Personen im Drogenrausch, z.B. bei LSD. Letzterer Zustand kann fremdverschuldet sein durch Drogenbeibringung. Daher gilt auch hier Vorsicht bei der Diagnose Suizid. Morde sind vorgekommen, bei denen das Opfer von 2 Personen mit Schwung aus dem geöffneten Fenster geworfen wurde. Ansonsten hat die kriminalistische Untersuchung und die gründliche äußere und innere Leichenschau Priorität.

Bei Sturz aus der Höhe empfiehlt es sich, immer die Option des fremdverschuldeten Todes offen zu halten, aber nie den Suizid bzw. nie den Unfall eindeutig zu diagnostizieren.

2.4.4 Brandleichen

Brandleichen werden z.B. nach Wohnungsbränden, nach Kfz-Bränden, nach Brandkatastrophen oder nach vorhergehender Explosion mit nachfolgendem Brand aufgefunden.

(1) Gelegentlich werden völlig unverbrannte Leichen gefunden, insbesondere bei räumlicher Diskrepanz zwischen Auffindung und Brandherd. Häufig sind die Leichenumgebung und die Leiche selbst massiv berußt (Abb. 58a). Bei sonst unauffälligen Befunden wird hier gelegentlich eine Brandgasvergiftung angenommen, gelegentlich in Kombination mit (Brand)-Zyaniden. Eine Obduktion wird für überflüssig gehalten. Auf diese Weise sind in unbekannter Zahl Tötungsdelikte übersehen worden. Zur vollständigen Untersuchung gehört immer die Obduktion. Der Leichenschauer sollte nie den brandbedingten Tod diagnostizieren, auch nicht bei Säuglingen, Kleinkindern, Behinderten und alten Menschen.

2. Praktische Durchführung der Leichenschau

(2) Manchmal findet sich, insbesondere bei Leichenfunden in Brandherdnähe, ein Nebeneinander von unverbrannter Haut und verschiedenen Verbrennungsstadien, gelegentlich in zonaler Gliederung (Abb. 58b). Besonders eindrucksvoll ist dieser Befund, wenn der Brandherd das Bett ist und dieser frühzeitig abgelöscht wurde. Gelegentlich denkt man bei der Hautrötung an einen vitalen Vorgang; es könnte auch Brand in Verbindung mit Rauchen im Bett sein und daher brandbedingter Tod, z.B. nach vorherigem Einschlafen, etwa induziert durch Alkohol, Medikamente, Herzanfall u. Ä. Auch hier besteht immer die Möglichkeit eines Brand-unabhängigen Todes, z.B. durch Erwürgen/Erdrosseln und anschließende Brandlegung, aber auch aus innerer Ursache. Gelegentlich ist Brandzentrum der Hals oder das Gesicht (Abb. 58c). Entsprechende Brandlegung erfolgt auch, um Verletzungsbefunde aus anderer Ursache zu überdecken (Abb. 58d).

(3) Gelegentlich findet sich eine stärkergradige Verkohlung mit Fechterstellung der Extremitäten, brandbedingten Frakturen der distalen Extremitätenknochen, Aufplatzung der Haut oder das Abdomen mit freiliegenden Darmschlingen. Einer entsprechenden Auffindung kann auch eine Explosion oder Ähnliches vorausgegangen sein. Ein solcher Befund beweist jedoch keinesfalls eine Brandwirkung zu Lebzeiten. Der Brand kann sowohl zu Lebzeiten entstanden sein als auch nach dem Tod (Mordbrand, Abb. 58d). In einem Fall war ein Ehepaar nach einem Wohnungsbrand verkohlt aufgefunden worden. Man nahm zunächst als Brandursache einen implodierten Fernseher an. Sie hatten zu Beginn des Brandes offensichtlich noch gelebt. Aber sie waren vorher, durch die Verbrennung und Verkohlung kaum noch sichtbar, nahezu erdrosselt worden. Da noch Restatmung vorhanden gewesen war, atmeten sie Ruß und Brandgase ein.

Verkohlungen und Verbrennungen, aber auch die Berußung, können viele Merkmale kaschieren und überdecken. Die äußere Besichtigung alleine kann hier die Todesursache nicht klären. Diese kann immer akzidentell, homizidal, natürlicher Tod, Vergiftung oder suizidal sein. Bei Brandleichen sollte sich nie auf eine der vorgenannten Arten festgelegt werden.

2.4.5 Wasserleichen

Bei Bergung einer Leiche aus dem Wasser wird häufig davon ausgegangen, es handle sich um einen Tod im Wasser. Weist die Leiche keine Verletzungen auf, wird allzu häufig auf einen Ertrinkungstod geschlossen. Im Vergleich zu diesen Annahmen ist diese Fallgruppe außerordentlich facettenreich. Die Variation beginnt mit der Ursächlichkeit des Wassers und endet mit zahlreichen, Wasserunabhängigen Todesursachen:

- natürlicher Tod im Wasser, z.B. durch Myokardinfarkt
- „natürliche" Dysregulation im Wasser, z.B. Schlaganfall, mit nachfolgendem Tod durch das Wasser
- Auslösung einer Krise durch das Wasser, z.B. kardiale Synkopen, Bewusstlosigkeit, Tod durch Wassereinatmung
- Ertrinken als Unfall
- Ertränken als Mord
- Ertrinken als Suizid
- Unterkühlung mit nachfolgendem (rudimentärem) Ertrinken
- Äußere Gewalt mit oder ohne nachfolgendem Ertrinken, z.B. stumpfe Gewalt, Schuss, Strangulationsmechanismen
- Tauchunfälle mit nachfolgendem Ertrinken.

Postmortal erleiden Wasserleichen vielerlei Veränderungen:

- Bildung einer weißlichen Waschhaut in zeitlicher Aufeinanderfolge an folgenden Körperteilen: Fingerbeugen, Handbeugen, Fußsohlen, Fingerrücken, Handrücken, Fußkanten und -zehen, Streckseiten (Abb. 59a)
- Fäulnis, ähnlich wie außerhalb des Wassers, mit rascher Progredienz nach Bergung aus dem Wasser (Abb. 59b)
- Flächenhafter Algenbewuchs (Abb. 59c), Besiedelung mit farbgebenden Bakterien
- Gelegentlich Tierfraß

2. Praktische Durchführung der Leichenschau

- Schiffsschraubenverletzungen, gelegentlich mit Dekapitation, Amputation von Extremitäten (cave: sehr selten sind Schiffsschraubenverletzungen auch vital)
- Treibverletzungen durch strömendes Gewässer mit Kiesgrund, hierdurch symmetrische Verletzungsmuster wegen der Treibhaltung.

Bei frisch geborgenen Wasserleichen entsteht gelegentlich ein feinblasiger Schaumpilz vor Mund und Nase, häufig mit einer hämorrhagischen Komponente (Abb. 59d). Dies kann als Zeichen für einen Ertrinkungstod gewertet werden.

Bei der Leichenschau ist sorgfältig auf äußere Verletzungen zu achten, aber auch die wasserbedingten Verletzungen sind zu erfassen. Eine Zuordnung zu einer bestimmten Todesart ist in der Regel nicht möglich. Daher sollte sich nie auf Ertrinken, Badetod, Suizid, Unfall oder Mord festgelegt werden. Allerdings geben die äußeren Umstände, in der weit überwiegenden Zahl der Fälle handelt es sich um einen nichtnatürlichen Tod, immer ausreichend Grund für die Klassifikation

⇨ **Verdacht NNT**

2.4.6 Hausunfälle

Die Arten der Hausunfälle sind mannigfaltig: Treppenstürze, Leiterstürze, Stürze zu ebener Erde, Verbrennungen, Verbrühungen, Elektrizität u. a. m. Besonders exponiert sind alte Menschen und Gebrechliche. Die Differentialdiagnose für den Leichenschauer muss immer die Fremdbeibringung sein. Dies gilt insbesondere für Kinder, alte Menschen und Frauen.

- Strommarken als Ursache häuslicher Unfälle werden häufig übersehen.
- Treppenstürze und Ähnliches sind in der Regel ohne Fremdverschulden. Aber hinter dem gleichen äußeren Bild kann sich der Treppensturz durch Stoßen o. Ä. verbergen. Auch kann der tödliche Treppensturz vorgetäuscht sein, um eine andere vorhergegangene Einwirkung zu vertuschen.

Man kann durch gezielte Untersuchung dieser Differentialdiagnose nachgehen. So ermöglicht der Vergleich des Verletzungsmusters mit dem bei dem konkret unterstellten Sturzgeschehen zu erwartenden Muster eine Klärung. Allerdings ist dazu eine rechtsmedizinische Untersuchung mit Autopsie Voraussetzung.

Stürze in der Wohnung sind häufig Unfälle. Erwachsene stürzen gegen Tischkanten, Heizkörper o. Ä. Kinder fallen eher vom Wickeltisch herunter. Die Differentialdiagnosen lauten z.B.: Battered Woman Syndrome oder Battered Child Syndrome. Diese Differentialdiagnose lässt sich zumeist klären. Der Tod in unmittelbarem Zusammenhang mit einem unglücklichen Sturz in der Wohnung ist eher eine Rarität, wahrscheinlicher ist die fremde Hand.

Bei **Verbrühung/Verbrennung** neigt der Arzt dazu, einen Unfall anzunehmen. Besonders gilt dies für Verbrühungen/Verbrennungen bei Kindern. Misshandlungen sind aber häufiger, als gemeinhin angenommen. Kinder werden mit heißer Flüssigkeit überschüttet, in Gefäße mit heißem Wasser gesetzt bzw. gestellt oder das Gesicht wird eingetaucht. Andere Personen werden z.B. mit glühenden Zigaretten verbrannt. Die Differentialdiagnose lässt sich zumeist lösen, vorausgesetzt, die Alternativen werden in Betracht gezogen. Zwischen der akzidentellen Entstehung und der Fremdbeibringung bestehen in der Regel deutliche Musterunterschiede.

Hämatome können Hinweise auf Zweifel am Unfall geben. Hämatome sollten daher nie leichtfertig dem „Unfall" zugeordnet werden (Abb. 60a-d). Es sollte daher insbesondere bei folgenden Fallgruppen kein Unfall bescheinigt werden:

- Der Patient ist nicht zum ersten Mal mit dieser oder einer anderen, Zweifel auslösenden Verletzung in Erscheinung getreten. Die Hämatome sind unterschiedlich alt.

- Die Verletzung ist nicht sturzexponiert, z.B. Arminnenseiten, Orbitae oder behaarter Kopf bei Sturz zu ebener Erde.

- Die Verletzung ist geformt, z.B. doppelstreifig.

- Die Verletzung ist gruppiert, z.B. Vorliegen von drei oder mehreren ähnlichen Verletzungen.

In solchen Fällen sollte der Arzt immer den Verdacht auf fremde Hand kenntlich machen, nie den Unfall bescheinigen. Diagnostiziert er nämlich den Unfall, so wird er dazu beitragen, dass ein Tötungsdelikt nicht aufgeklärt wird.

2. Praktische Durchführung der Leichenschau

2.4.7 Vergiftung

Der Leichenbefund bei Vergiftung ist häufig unspezifisch. Umso wichtiger ist die Beachtung der Vorgeschichte. Anamnestisch interessant können Phasen mit Übelkeit, Erbrechen, hochgradiger Mattigkeit sein, die als virale Infekte unklarer Genese gedeutet werden. Bei Kindern sollte eine Anamnese mit mehreren Krankenhausaufenthalten, mit unklarer gastrointestinaler Symptomatik, Bewusstseinsstörung unklarer Genese oder Krämpfen unklarer Ursache aufmerksam werden lassen (Münchenhausen by Proxy-Syndrom). An diesen Kindern werden An-Erstickungen und An-Vergiftungen unterschiedlichster Genese durchgeführt: An-Erstickungen durch Über-den-Kopf-ziehen von Plastikbeuteln bzw. durch weiche Bedeckung der Atemöffnungen oder An-Vergiftungen durch sämtliche zentral wirkende Pharmaka. Manchmal werden lediglich die verordneten Pharmaka wie z.B. Hypnotika, Sedativa, Antiepileptika usw. verabreicht, jedoch in falscher, üblicherweise in zu hoher Dosis.

Folgende Merkmale liefern Vergiftungshinweise bei der Leichenschau:

- intensive Livores, häufig mit Vibices, häufig in Bauchlage – recht unspezifischer Hinweis;
- gelegentlich Lungenödem mit grobblasigem Schaumpilz vor Nase und Mund, oder Zustand nach agonalem Erbrechen;
- gelegentlich auffällige Farbe der Leichenflecke;
- CO-Hb-Leichenflecken – hellrot;
- hellrote Leichenflecken bei Zyanid-Intoxikation, wesentlich weniger intensiv als zuvor; jedoch typischer Bittermandelgeruch bei Druck auf Oberbauch;
- grau-bräunliche Met-Hb-Leichenflecken durch Met-Hb-Bildner wie z.B. Kaliumchlorat, Nitrate, Nitrite, Nitrobenzol;
- auffällig enge Pupillen als Hinweis auf z.B. Heroin, E 605;
- auffällig weite Pupillen als eventueller Hinweis auf Atropin, Scopolamin;
- bei wiederholter Gabe von Arsen/Thallium: anamnestisch Durchfälle; schüttere Haare, leichte Ausziehbarkeit der Haare; eventuell Mees'sche Nagelbänder;

- bläuliche Substanzanhaftungen in der Mundumgebung, bläuliche Abrinnspuren am Mund, stechender Geruch, enge Pupillen bei E 605, Metasystox;
- Krampfhaltung bei Strychnin und Tetanus;
- Zahnfleisch: am Übergang zu den Zähnen dunkle Gingivasäume bei Blei, Quecksilber, Wismut;
- an den Fersen, auch an den Knieinnenseiten sog. Holzer'sche Blasen bei Schlafmittelvergiftung;
- gelbliches Hautkolorit als Hinweis auf Lebergifte wie Phosphorwasserstoff, Arsenwasserstoff, Pilzgifte, chlorierte Kohlenwasserstoffe.

Hinweise aus der Umgebung:
- auffälliger Geruch in der Wohnung wie H_2S, Ammoniak, Chlor, Bittermandel, „aromatisch wie Alkohol" (z.B. bei Diäthylether);
- leere Tablettenschachtel (n), Tablettenverpackungen, leere Verpackungen oder Gefäße für Schädlingsbekämpfungsmittel, Flasche mit auffällig riechendem Inhalt, Trinkgläser mit pulverisierten, kristallinen Substanzanhaftungen, entsprechende Bodensätze bei noch vorhandener Restflüssigkeit;
- gelegentlich findet sich zusätzlich ein totes Haustier;
- gelegentlich finden sich auffällig viele tote Fliegen, etwa in Erbrochenem.

2.5 Plötzlicher Tod

Der plötzliche Tod ereignet sich fallweise in Gegenwart Dritter, manchmal aber ohne Zeugen. Beim plötzlichen Tod vollzieht sich das Sterben in Sekunden oder Minuten, kann aber auch mit viertelstündigen Sterbephasen einhergehen.
Allen plötzlichen Todesfällen gemein ist das Moment der Unerwartetheit. Es gibt in der Vorgeschichte keine gravierende Erkrankung, auf Grund welcher der Tod zu diesem Zeitpunkt zu erwarten gewesen wäre. Der Todeseintritt bleibt zunächst ohne medizinische Erklärung.
Bei Eintreffen eines Arztes während des Sterbevorgangs leitet dieser Reanimationsversuche ein. Er führt ein EKG durch und stellt typische Infarktzeichen fest. Seine Diagnose lautet daraufhin „Infarkt" o. Ä. Der Arzt darf nicht verkennen, dass präfinal EKG`s infarktähnliche Bilder erzeugen können. In einem Fall

2. Praktische Durchführung der Leichenschau

war bei einem plötzlich verstorbenen Motorradfahrer die Verdachtsdiagnose Infarkt gestellt worden. Die fast zufällig durchgeführte Obduktion ergab einen Herzschuss.

Der plötzliche Tod ereignet sich in allen Altersgruppen und bei beiden Geschlechtern. Im Nachhinein wird bei Säuglingen häufig die Diagnose SIDS gestellt (Sudden Infant Death Syndrome – dt.: plötzlicher Kindstod – = pathologisch anatomisch nicht hinreichend sicher geklärte Todesursache). Aber auch verschiedene seltene Erkrankungen kommen todesursächlich in Betracht, wie Vergiftungen oder Tötungen durch äußere Gewalt. Tötungsdelikte an Säuglingen und Kleinkindern hinterlassen oft keine oder kaum äußere Spuren. Der Arzt muss daher als Todesart stets „unklar" ankreuzen und immer die Differentialdiagnose des nichtnatürlichen Todes offen halten.

Jenseits des Säuglingsalters wird die Diagnose SIDS seltener und andere Erkrankungen, aber auch Unfälle und Tötungen treten relativ häufiger auf. Im Erwachsenenalter nehmen Herzerkrankungen eine zunehmend wichtige Rolle ein: Komplikationen der Arteriosklerose, Komplikationen entzündlicher Herzerkrankungen, Kardiomyopathien unterschiedlicher Genese, aber auch entzündliche Lungenerkrankungen, apoplektische Insulte usw. Wichtig ist auch hier, dass sich hinter der Maske eines plötzlichen Todes aus natürlicher Ursache gleichermaßen Tötungen durch fremde Hand wie auch Selbsttötungen durch Gifte verbergen können.

Auf Grund der völligen Unklarheit im Hinblick auf die Todesursache kann der Arzt nicht feststellen, ob es sich um eine natürliche oder nichtnatürliche Todesart handelt. Er kann lediglich eine ungeklärte Todesart bescheinigen. Leichtfertig würde der Leichenschauer handeln, der wegen Fehlens äußerer Verletzungen z.B. auf einen „Koronartod" schließen würde. Er würde entscheidend dazu beitragen, dass Tötungsdelikte unaufgeklärt bleiben.

Gelegentlich wird der Arzt von den Angehörigen der Verstorbenen oder auch von Angehörigen der Ermittlungsorgane gedrängt, einen natürlichen Tod zu bescheinigen etwa mit dem Zusatzhinweis, der Verstorbene sei schließlich 95 Jahre alt und doch offensichtlich friedlich eingeschlafen. Dies darf an der ärztlichen Entscheidung zur Todesart „unklar" nichts ändern. Insbesondere bei 95-Jährigen könnten die Angehörigen ein nachhaltiges Interesse an einem baldigen Tod gehabt haben.

Teilweise wird dem Arzt auch bedeutet, nichts in der aktuellen Vorgeschichte bzw. nichts aus der Umgebung lasse auf einen kriminellen Akt schließen. So wird z.B. darauf verwiesen, dass die Wohnungstür verschlossen gewesen sei, der Schlüssel von innen im Schlüsselloch stecke oder dass es keine Anzeichen für einen gewaltsamen Einstieg usw. gebe. Über die Validität dieser Argumente zu befinden, ist nicht Sache des Arztes, sondern die der Ermittlungsbehörde. Der Arzt sollte sich durch solche Argumente nicht von der Klassifikation der Todesart „unklar" oder „Verdacht auf nichtnatürlichen Tod" abbringen lassen, da es im o.g. Fall z.B. weitere Schlüssel geben könnte.

Ärzte weisen manchmal darauf hin, sie befänden sich in einem Gewissenskonflikt. Zwar wüssten sie um die einzig richtige Diagnose: „Todesart ungeklärt". Jedoch könnten und wollten sie den infolge des Todes verzweifelten Angehörigen nicht das Leid einer dann erforderlichen polizeilichen Untersuchung, ob Fremdverschulden in Betracht kommt, antun. Der Auftrag der Verstorbenen und des Staates an den Arzt lautet zweifellos auf korrekte Feststellung der Todesart. Die Lebenden haben insoweit keine Vertretungsfunktion, schon gar keine gegen die mutmaßlichen Interessen des Verstorbenen. Der Arzt, der dennoch so urteilt, würde nicht nur rechtswidrig handeln, sondern auch grob unethisch.

2.6 Tod im Krankenhaus

Die Mehrzahl der Deutschen verstirbt im Krankenhaus. Neben der großen Zahl internistischer Erkrankungen finden sich Komplikationen traumatologischer Erkrankungen und Intoxikationen. Eine extrem kleine Gruppe bilden Tötungsdelikte im Krankenhaus sowie fahrlässige Tötungen bzw. Tod durch sog. „Kunstfehler". Die direkte Untersuchung und Klassifikation der beiden letzten Gruppen ist nicht unproblematisch. Da sich das Sterben gewissermaßen unter ärztlicher Überwachung vollzieht, bereitet die Feststellung des Todes und des Todeszeitpunkts in der Regel keine Probleme. Dies gilt jedoch nicht für die Klassifikation der Todesart. Auch die Feststellung der Todesursache wirft beträchtliche Probleme auf.

2. Praktische Durchführung der Leichenschau

Zu unterscheiden sind folgende Fallgruppen und Klassifikationen:

2.6.1 Komplikationen innerer Erkrankungen

Endphase: Häufig ereignet sich der Todesfall in der Endphase einer schweren, konsumierenden inneren Erkrankung. Die Therapie ist entsprechend massiv und risikobehaftet. Der Tumorkranke kann z.B. am Versagen eines massiv befallenen Organs sterben, z.B. Leberversagen, oder, bedingt durch die Nebenwirkungen einer Medikamenten induzierten Neutropenie, in eine Sepsis geraten, oder, über eine Thrombopenie, an gastrointestinalen Blutungen versterben. In diesen Fällen kann ein „natürlicher Tod" klassifiziert werden. Streng naturwissenschaftlich könnte zwar an die Ursächlichkeit der Therapie gedacht werden. Aber die Therapie wurde gewissermaßen zu einer Begleiterscheinung der schweren Erkrankung mit der Gefahr, ihr zuzurechnende Dysregulationen oder Wechselwirkungen mit der Erkrankung nicht mehr von der eigentlichen Erkrankung trennen zu können. Daher wäre die wesentliche Ursächlichkeit der medikamentösen Therapie für den Todeseintritt nicht beweisbar. Darüber hinaus ist es schon gar nicht möglich, an eine vorwerfbar falsche Therapie zu denken, zumal die eingetretenen Komplikationen zu befürchten waren.

Überraschende Zustandsverschlechterung: Befand sich aber der Tumorkranke in einer stabilen Verfassung und tritt sein Tod nach einer plötzlichen unerwarteten Wende ein, deren Ursachen nicht klar sind, so sollte die Todesart „ungeklärt" angekreuzt werden. Eine unbekannte Todesursache impliziert automatisch auch eine unbekannte Todesart.

Gelegentlich bedient sich die Innere Medizin interventioneller Verfahren wie Aufdehnung von Koronargefäßen, Einsetzen von Stents, aber auch gefahrenträchtiger diagnostischer Verfahren, wie Herzkatheterisierung, Druckmessung in den peripheren Lungengefäßen. Tritt unter einer entsprechenden Untersuchung eine akute Verschlechterung mit nachfolgendem Tod ein, so muss an eine Komplikation des Eingriffs gedacht werden.

⇨ **Todesart unklar**

oder

⇨ **Verdacht NNT**

Häufig ist es jedoch so, dass auch bei Verdacht NNT die nachfolgende Obduktion eine eingriffsunabhängige Komplikation ergibt. Daher ist in diesen Fällen in der

Regel „Todesart unklar" ausreichend. In den Bundesländern, in denen die Rubrik „Todesart unklar" fehlt oder stark eingeschränkt ist, muss „Verdacht NNT" angekreuzt werden. Viele Ärzte vertreten die Meinung, hierdurch erstatteten sie eine Art Selbstanzeige. Dies ist ein grober Irrtum. Nachfolgende Untersuchungen solcher Fälle haben mit großer Regelmäßigkeit ergeben, dass einerseits häufig kein Kausalzusammenhang zwischen Eingriff und Tod besteht. Andererseits kann in einem größeren Teil solcher Fälle zwar ein Zusammenhang bestehen. Dennoch ist in der Regel nicht von einer vorwerfbaren Fehlleistung auszugehen. Es kann sich z.B. um eine Gefäßruptur an einer nicht zu erwarten gewesenen Schwachstelle der Wand handeln. Zu bedenken ist auch, dass bei Ankreuzung der Todesart „natürlich" gelegentlich im Nachhinein Verdachtsmomente entstehen. Bei Kenntnis der gegenständlichen Vorgeschichte wie plötzlicher Tod unter diagnostischem Eingriff gerät der Arzt in diesen Fällen unter Verdacht, er habe etwas vertuschen wollen. Der Arzt sollte sowohl im eigenen Interesse als auch im Interesse der Ärzteschaft derartige Fälle bekannt machen.

2.6.2 Komplikationen äußerer Erkrankungen

Hier erfolgt die Krankenhausaufnahme z.B. wegen eines Unfalls, infolge einer Körperverletzung oder unter dem Verdacht einer Vergiftung. Der Patient stirbt unmittelbar nach seiner Aufnahme im Krankenhaus oder Stunden bzw. gar Tage später. Bei Tod unmittelbar nach Krankenhausaufnahme wird in der Regel die richtige Rubrik – „Verdacht auf nichtnatürlichen Tod" – angekreuzt.

Gelegentlich wird jedoch auch ein „natürlicher Tod" klassifiziert. Dies kommt z.B. bei Verdacht auf Vergiftung vor. Besonders Suizidversuche bereiten dem Arzt Probleme. Teilweise wird davon ausgegangen, es handle sich um die Komplikation einer natürlichen Erkrankung (z.B. Depression). Dem ist entgegenzuhalten, dass die Differentialdiagnose immer „Fremdbeibringung" lauten muss, denn der ursächliche Zusammenhang mit der depressiven Verstimmung ist vielleicht nahe liegend, aber die Alternative des fremdverschuldeten Todes – auch z.B. durch unterlassene Hilfeleistung – ist nicht nur eine entfernte Möglichkeit (auch der Mord durch einen Schizophrenen ist aus gleichen Überlegungen kein natürlicher Tod). Daher beginnt die Kausalkette mit der Giftaufnahme oder einer anderweitigen Schädigung.

⇨ **Verdacht NNT**

2. Praktische Durchführung der Leichenschau

Bei der erweiterten differentialdiagnostischen Zuordnung (suizidal, akzidentell oder homizidal) sollte der Arzt gleichermaßen extrem vorsichtig sein, wenn er es nicht genau weiß. Abschiedsbriefe sind kein Beweis; sie können fingiert oder alt sein oder fehlinterpretiert werden.

Ein weiterer Problemschwerpunkt liegt dann vor, wenn der äußere Schaden einige Zeit überlebt wird, Eingriffe erfolgen, Komplikationen eintreten und schließlich, bei dem ohnehin krank und alt gewordenen Patienten, der Tod infolge Pneumonie, Multiorganversagen, Lungenembolie usw. eintritt. Der Arzt neigt dann häufig zur (Fehl)-Diagnose „natürlicher Tod". Diese Fehldiagnose wird umso häufiger gestellt, je später nach Einlieferung der Tod eintritt, d.h. je länger das Trauma überlebt wurde. Vielfach wird nur das letzte Glied in der Kausalkette beachtet, z.B. die Pneumonie. Wenn solche Fälle rechtsmedizinisch untersucht werden, so lässt sich regelmäßig, auch bei mehrwöchigen Überlebenszeiten, ein nichtnatürlicher Tod beweisen. In der mehrgliedrigen Kausalkette wie z.B. Verkehrsunfall mit Frakturen der unteren Extremitäten, Quetschungen, Gewebsuntergänge, Thrombophlebitis, Thrombembolie der Pulmonalarterien, Lungeninfarkte und Infarktpneumonie ist zwischen der ursprünglichen Verletzung durch Verkehrsunfall und dem letzten Glied der Pneumonie zwanglos ein Glied an das andere geknüpft. Ärzte, die diese zumeist einfachen Kausalzusammenhänge ignorieren, schaden ihren ehemaligen Patienten sowie den Angehörigen.

Größte Probleme entstehen ferner, wenn unter der Behandlung, z.B. Operation, Infusion oder Transfusion eine akute Verschlechterung eintritt oder der Patient verstirbt. Der Arzt befürchtet einen Kunstfehler und verschweigt eventuell den Vorgang. Gelegentlich verschweigt er den gesamten Verlauf, d.h. auch die Eingangsdiagnose „Zustand nach Verkehrsunfall". Dass er dadurch sich selbst schaden kann, ist evident. Übersehen wird aber insbesondere die Situation, z.B. die Tatsache der Notsituation. Der Arzt muss rasch handeln, und auch riskante Eingriffe wagen. Dass hierbei, d.h. unter den konkreten Bedingungen, Fehler leichter entstehen können, wird ihm zugute gehalten. Strafrechtliche Verurteilungen zu Fehlleistungen in dieser Situation sind daher eher eine Rarität.

2.6.3 Sog. „Kunstfehler"

Gelegentlich bzw. sehr selten ereignet sich ein vorwerfbarer Fehler, der den Tod oder eine schwere dauerhafte Schädigung des Patienten zur Folge hat. Es ist davon auszugehen, dass Ärzte häufiger einen Tod durch den eigenen Fehler in Betracht ziehen, als dies tatsächlich der Fall ist.

Die ärztliche Problematik lautet:

- Kein Arzt ist zu einer Selbstanzeige verpflichtet.
- Der Arzt kann sich andererseits z.B. wegen Vertuschung einer Straftat oder wegen Falschbeurkundung strafbar machen, wenn er die Todesbescheinigung wissentlich falsch ausfüllt.

Der sinnvollste Weg ist die eindeutige Offenlegung eines vermeintlich selbst verschuldeten Todesfalls. Die Erfahrung zeigt, dass in solchen Fällen, wenn es sich überhaupt um den Tod durch einen vorwerfbaren Fehler handelt, der Arzt in der Regel straffrei bleibt. Andererseits besteht volles Verständnis, wenn der Arzt sich zu einer Selbstanzeige nicht entschließen kann. In diesem Fall sollte er dringlich darauf achten und darauf hinwirken, dass nicht er die Leichenschau durchführt, sondern ein anderer, von ihm unabhängiger Arzt der Klinik – nach Möglichkeit nicht aus derselben Abteilung. Es ergibt sich aus dem Zusammenhang, dass bei entsprechenden Fällen nur eine der beiden Todesart-Klassifikationen in Frage kommt:

- entweder „unklar, ob natürlicher oder nichtnatürlicher Tod" oder

⇨ **Todesart unklar**

- „Anhaltspunkte für nichtnatürlichen Tod".

⇨ **Verdacht NNT**

2.7 Leichenfund im Freien

Hier kommt die gesamte Variationsbreite von Todesursachen in Frage. Dennoch gelten einige Besonderheiten.
Die Leiche sollte nicht entkleidet werden. Dies kann erst nach Abtransport geschehen, d.h., die von dem Arzt erwartete sorgfältige Leichenschau kann erst andernorts (z.B. Leichenhalle) stattfinden. Hierbei muss die Leiche vor Ort jedoch soweit entkleidet werden, wie dies zur Todesfeststellung erforderlich ist. Gleiches gilt für die Feststellung der Todeszeit.

2. Praktische Durchführung der Leichenschau

2.7.1 Unterkühlung

In unserer Breiten gibt es nicht nur in den Wintermonaten Todesfälle durch Unterkühlung. Eine mehrstündige Exposition voraussetzend, sind Temperaturen um 5°C hierfür ausreichend. Prädisponierend sind hohes Alter, Alkoholisierung oder zentral wirkende Pharmaka. Infolge eines terminalen Wärmegefühls kann es zur paradoxen Entkleidung/Teilentkleidung kommen. Der Tod tritt durch Herzrhythmusstörungen ein. Ein sog. Kälterigor der Muskulatur kann eine beginnende Starre vortäuschen.

Wenn eine Unterkühlung in Betracht kommt, sollte der Arzt zunächst an eine vita minima denken und entsprechend handeln, z.B. die Wiedererwärmung anstreben. Erst hiernach – und nach frustraner Reanimation – sollte die Todesfeststellung erfolgen. Die Fehldiagnose „tot" wird gestützt durch äußere Befunde, wie:

- Entkleidung, gelegentlich wie bei einem Sexualdelikt;
- Kälterigor der Muskulatur, Kälte der Haut;
- scheinbares Fehlen von Atmung, scheinbar fehlender Puls bei tiefer Bewusstlosigkeit.

Die äußeren Leichenbefunde sind relativ unspezifisch. Die Livores sind häufig hellrot – fehlender Sauerstoff-Verbrauch, rasche Reoxidation – . Es treten rotviolette Verfärbungen an Ellenbogen und Knien auf, wenn sie auf einer kalten Oberfläche (z.B. Erde) aufgelegen haben. Auch können Schwellungen an Nase, Händen und Ohren festgestellt werden.

2.7.2 Fäulnis, Tierfraß, Teilskelettierung

Bei Leichenfunden im Freien sind stärkergradige Fäulnis- und Zersetzungserscheinungen häufiger als im häuslichen Bereich insbesondere deswegen, weil die Leichen oft erst später entdeckt werden. Darüber hinaus ist, zumindest in der warmen Jahreszeit, Madenfraß häufiger und auch ausgeprägter. Eine weitere Besonderheit ist die, dass, anders als bei Leichenfunden in Behausungen, es praktisch nie auszuschließen ist, dass vor dem Tode bereits andere Menschen, oder auch Tiere, mit dem Verstorbenen Kontakt hatten.

II. Die ärztliche Leichenschau

Nach längerer Leichenliegezeit lassen sich, auch bei noch so gründlicher äußerer Leichenschau, Spuren äußerer Gewalt, die ursprünglich eventuell vorhanden waren, nicht mehr nachweisen. Die Probleme beginnen mit der Identifizierung, die durch Vergleich des Gesichts mit Lichtbildern in der Regel nicht möglich ist und enden mit der Todesursachenfeststellung. Ein weiterer Schwerpunkt ist die Bestimmung der Todeszeit. Hierzu werden zahlreiche Merkmale herangezogen wie:

- Grad der Ausbleichung der Grasfläche, auf der die Leiche liegt;
- Grad der Heranreifung der Fliegenmaden, Verpuppung, Schlüpfung neuer Fliegen unter Berücksichtigung von Fliegenart und Umgebungstemperatur (Abb. 61a);
- Grad der Fäulnisveränderungen, auch unter Berücksichtigung der Umgebungstemperatur;
- ggf. Grad der Skelettierung (Abb. 61b).

Eine Einschätzung der Liegezeit ist nur in groben Grenzen möglich. In der warmen Jahreszeit ist eine kräftige Fäulnis mit Dunsung, stärkergradiger Verfärbung und einer Flüssigkeitsentleerung schon nach 3 bis 4 Tagen möglich. Eine Besiedlung mit bis zu 1 cm langen Maden spricht für eine Liegezeit von 1 bis 2 Wochen, eine solche mit Maden bis zu 2 cm, aber noch nicht vorhandenen (leeren) Puppenhülsen, für 2 bis 3 Wochen. Die Skelettierung kann unter Extrembedingungen bereits nach 6 Wochen eingetreten sein, normalerweise erst nach ca. einem Jahr. Der Arzt sollte sich in diesen Fällen bei Fragen bezüglich der Todeszeit nicht genau festlegen. Durch insektenkundliche Untersuchungen gelingen häufig wesentlich genauere Einschätzungen.

Zur Todesursache kann man sich in aller Regel nicht äußern; es sei denn, die Leiche ist noch praktisch unverändert. Die Todesartklassifikation lautet daher in der Regel entweder

⇨ **Todesart unklar**

oder
⇨ **Verdacht NNT**

Der Arzt sollte keine spekulativen Diagnosen stellen. So liegt beim Fund einer Leiche, in deren unmittelbarer Nähe ein Behältnis mit Resten einer blauen unangenehm riechenden Flüssigkeit gefunden wird, die Verdachtsdiagnose einer E 605-Vergiftung nahe. Der Fund des Behälters beweist jedoch keinesfalls die Aufnahme des Giftes. Dies könnte ebenso dazu dienen, eine andersartige Todesursache zu verdecken. Wenn auch nur geringste Hinweise aus der Umgebung oder den äußeren Umständen existieren, sollte die Verdachtsdiagnose nichtnatürlicher Tod lauten.

2.8 Todesfälle durch scharfe/halbscharfe Gewalt

Da derartige Fälle in der Regel mit äußeren, blutenden Verletzungen einhergehen, sollten Letztere bei der Leichenschau erkennbar sein. Dennoch gibt es Ausnahmefälle, z.B. bei singulären Stichverletzungen des Herzens. Unterschieden wird nach Stich, Schnitt und Hieb. Hieb wird auch als halbscharfe Gewalt bezeichnet.

2.8.1 Stichverletzungen

Stichverletzungen entstehen häufig durch Messer oder messerähnliche Instrumente. Die Wunden können die Form eines Knopflochs haben. Falls das Messer einschneidig ist, ist ein Wundwinkel scharf, der andere stumpf. Gelegentlich wird das Messer zwischen Ein- und Ausstich gedreht, manchmal wird in demselben Loch ein- oder zweimal nachgestochen; es resultieren dreieckige oder mehrzipflige Wundformen (Abb. 62a). Wenn das Messer stechend und schneidend geführt wird, entstehen tiefe Wunden, manchmal 10 cm lang und länger, oder es wird zunächst eingestochen und dann mit einem langen Schnitt nachgesetzt. Hierbei kann die Schnittkomponente so lang sein wie bei einer reinen Schnittverletzung. Solche Wundformen sind hochverdächtig auf fremde Hand zurückzuführen.

⇨ **Verdacht auf fremde Hand**

Außer Messern kommen andere Stichinstrumente vor, z.B. Scheren oder Schraubenzieher. Die Wundränder weisen hierbei umschriebene Abschürfungszonen auf. Bei wuchtigen Schraubenziehern ist die Wunde mehr viereckig.

2.8.2 Schnittverletzungen

Schnittverletzungen sind meistens länger als tief, die Wundränder sind glatt. Der Beginn ist häufig tiefer und der Auslauf seichter („Endchen"). Beide Wundwinkel sind scharf (Abb. 62b). Am Hals, gelegentlich auch in anderen Körperregionen, weist die Schnittverletzung manchmal Stufenbildung auf. Das Messer schiebt die Haut wie einen Vorhang vor sich zusammen, bevor es mehrere Falten auf einmal durchschneidet.

Akzidentell und gelegentlich auch homizidal spielen Glasschnittverletzungen (Abb. 62c und d) eine praktische Rolle. Diese haben zu Beginn und im seichten Ende häufig eine Parallelstreifigkeit. Eine Glaskante durchschneidet das Gewebe, die andere ritzt die Haut lediglich ein.

Alle 3 Formen der scharfen/halbscharfen Gewalt (Stich, Schnitt und Hieb) kommen als Homizid, Suizid und als Unfall vor. Somit gibt es Fälle, die nicht zur Obduktion gelangen, weil ein Suizid oder ein (selbst verschuldeter) Unfall angenommen wurde. Wichtig ist daher, dass der Arzt jedem Hinweis auf ein mögliches Fremdverschulden nachgeht. Die Vorgeschichte und die Umstände bei Auffindung können zunächst eine scheinbar eindeutige Sprache für z.B. Suizid sprechen, die medizinischen Befunde jedoch eine andere Analyse ergeben:

- Eine Schnittverletzung an der Beugeseite des linken Handgelenkes wurde in Verbindung mit einem Abschiedsbrief für suizidal gehalten. Der Pulsaderschnitt erwies sich jedoch als avital (postmortal), d.h. ohne Blutentleerung. Der Abschiedsbrief war fingiert.

- Tiefe Pulsaderschnitte an beiden Handgelenken unter anderem mit Durchtrennung der Beugesehnen wurden für suizidal gehalten. Der medizinische Befund ließ es nicht zu, dass nach Durchtrennung der Sehnen auf einer Seite das Opfer mit dieser Seite noch fähig war, die kontralaterale Hand zu durchtrennen. Es handelte sich also um Beibringung durch fremde Hand.

- Die tiefe Halsschnittverletzung bei einer Frau wurde zunächst für akzidentell gehalten. Ein Sturz in eine Küchentür mit Glasscheibe wurde angenommen. Die Glasscheibe war gebrochen. Die Schnittverletzungen am Hals passten in ihrer Richtung und Häufigkeit nicht zu einer Glasschnittverletzung, ebenso das Spurenbild. Es wurde eine Messerschnittverletzung angenommen.

- Eine tödliche Stichverletzung im Unterbauch wurde auf Grund von Zeugenaussagen als suizidal rekonstruiert. Einstich und Stichrichtung wichen jedoch von der ermittelten Todesart ab. Es musste sich insofern um ein Tötungsdelikt handeln.

- Ein Junge wurde am Rand eines Feldes mit multiplen Verletzungen ähnlich Einstichen vorgefunden. Es wurde an ein landwirtschaftliches Nutzfahrzeug gedacht. Es handelte sich aber um multiple Einstiche mit einem Schraubenzieher.

2.8.3 Stich – Differentialdiagnose Selbstmord/Mord

Beim **Selbstmord** findet sich typischerweise ein gleichförmiges Muster von Einstichen über dem Herzen – „Homotopie". Die Stichverletzungen sind parallel zueinander gestellt und überwiegend oberflächlich. Es gibt unter 20 oder mehr „Probierstichen" oder „Zauderstichen" 2 oder 3 tiefe Schnitte mit etwa horizontalem Verlauf. Es fehlen Abwehrverletzungen und avitale Verletzungen. Der Selbstmörder setzt sich die Verletzungen typischerweise nach Entblößung der Herzregion, obwohl diese Regel Ausnahmen kennt.

Bei **Mord** sind die Verletzungen heterotop, d.h. häufig gestreut über größere Flächen. Sie sind ohne Parallelität sowie durch einhändige Werkzeugführung eines Suizidenten nicht erklärbar. Häufig ist auch eine Mischung von vitalen und avitalen Verletzungen gegeben. Die vorgenannten Regeln sind aber nicht ohne Ausnahme.

Bei Beibringung durch fremde Hand ist die Wucht der Stiche häufig größer. Das Messer dringt bis zum Heft ein und es gibt auf der Haut gelegentlich einen Heftabdruck (Abb. 63a-d). Auch findet man Unregelmäßigkeiten, wie Stich-/Schnittkombinationen, mehrzipflige Wunden, Schwalbenschwänze. Die schwere Erreichbarkeit einer bestimmten Körperregion kann ein Kriterium gegen Suizid sein, obwohl dies bei Vorhandensein nur einzelner Stiche nicht stimmen muss. Bei Suizid durch scharfe Gewalt kann die Masse der Stich- und Schnittverletzungen im Bereich einer Körperregion zwar imponieren, aber die tödliche Stichverletzung kann dort durchaus fehlen und befindet sich in einem anderen Köperbereich (Abb. 63e). Wichtig beim Homizid ist auch der Wechsel in der Richtung der Blutentleerungsspuren. Der Suizident nimmt bis zum Umfallen eine vertikale Position ein. Das Opfer eines Verbrechens wechselt seine Position dagegen; bei Erhalt der letzten Verletzungen liegt es häufig.

2.8.4 Schnitt – Differentialdiagnose Selbstmord/Mord

Auch bei Schnittverletzungen gibt es zahlreiche Unterscheidungskriterien:

- Wenn auch nur eine der zahlreichen Schnittverletzungen avital ist, also keine Blutentleerungen aufweist, ist die Fremdbeibringung/**Mord** bewiesen.

- Beim **Selbstmord** findet man wiederum eine Schnitt-Gruppierung. Sehr häufig setzen Rechtshänder am linken Handgelenk die parallel oberflächlichen Probierschnitte und unter diesen auch einige tiefere. Wegen der geschützten Lage der A. radialis tritt Verblutung selten ein. Der Suizident wechselt daher den Ort und wandert z.B. hoch zur Ellenbeuge, gelegentlich bis zur Achselregion (Abb. 64a und b). Häufig bringt er dann den (tödlichen) Halsschnitt an. Auch hier beginnt er gelegentlich mit einigen Probierschnitten, bevor er zum tiefen Halsschnitt ansetzt, dabei gibt es oft auch 2 Schnitte. Der Hals ist hierbei häufig, nicht immer, entblößt. Der Schnitt wird in stehender oder sitzender Position beigebracht (im Gegensatz zur Fremdbeibringung, bei der das Opfer eher eine horizontale Lage einnimmt - Abb. 65a). Der tiefe Halsschnitt beim Suizident erreicht sehr selten die Wirbelsäule, wohl aber findet sich bei Fremdbeibringung häufig sogar ein mehrmaliges Erreichen der Wirbelsäule (Abb. 65b). Unmöglich ist die Selbstbeibringung dann, wenn zweimal die A. carotis communis durchtrennt wurde. Unmittelbar nach der ersten Halsschnittverletzung mit Durchtrennung des Gefäßes muss sofortige Handlungsunfähigkeit erfolgen.

Bei einer Frau im Lebensalter von ca. 50 Jahren wurde nach Durchtrennung nur einer A. carotis auf Grund des Spurenbildes auf sofortige Handlungsunfähigkeit geschlossen. Dies ist wohl eher die Regel, als die Ausnahme. Bei Tötung durch Schnitt gilt im Übrigen auch das Prinzip der Heterotopie: Das Opfer versucht, dem tödlichen Halsschnitt zu entgehen, greift nach dem Messer, entwindet sich und weicht zurück. Hierdurch entstehen mehrere Verletzungen mit unterschiedlichen Richtungen, Tiefen und Lokalisationen.

Auch das übrige Verletzungsmuster kann differentialdiagnostisch sehr instruktiv sein. Verletzungen an den Armen oder Händen des Opfers, falls nicht isoliert an einem Handgelenk (s.o.), weisen häufig auf Abwehr hin:

- **Aktive Abwehrverletzungen**. Das Opfer greift mit der Handbeugeseite nach dem Messer und erleidet hierdurch entsprechende Verletzungen an der

Handbeuge oder in den Fingerbeugen, gelegentlich auch an der Beugeseite des Unterarms (Abb. 66).

- **Passive Abwehrverletzungen**. Das Opfer hält schützend seine Hand oder Hände gegen den Kopf-/Halsbereich und erleidet streckseitige Schnitt- oder Stichverletzungen (Abb. 67a und b).

Auch bei tödlichen Schnittverletzungen gibt es Fälle, die zunächst auf einen Suizid schließen lassen und sich erst im Verlaufe weiterer Untersuchungen als Tötung erweisen. Die Diagnose Selbstmord sollte daher im Vorfeld rechtsmedizinischer Untersuchungen vermieden werden. Ebenso kommen bizarre Suizide vor, die zunächst wie Morde aussehen. Auch hier sollte zunächst an der Tötungsalternative festhalten werden, bis das Gegenteil durch objektivierende Untersuchungen bewiesen ist.

2.8.5 Hiebverletzungen

Hiebverletzungen (in der Regel Fremdtötung) werden mit Beilen, Äxten, Buschmessern u.Ä. beigebracht. Die Verletzung verläuft in der Regel geradlinig und weist zwei spitze Wundwinkel auf (Abb. 68). Die Wundränder zeigen Vertrocknungen, weil die Haut vor der Spaltung eingedrückt wird. Die Vertrocknung ist gering, wenn das knöcherne Widerlager bald folgt (Schädeldach). Sie ist größer, wenn ein dickes Weichteilpolster vorliegt. Auch bei Hiebverletzungen existiert die Differentialdiagnose Selbstmord/Tötung. Bei Fremdbeibringung findet man ein buntes Muster, häufig mit passiven und aktiven Abwehrverletzungen an den Armen/Händen. Bei Suizid ist die Erfolgsregion zumeist der Kopf, d.h. seine erreichbare Oberfläche.

Sonst gelten dieselben Prinzipien: Heterotopie bei Fremdtötung, Homotopie bei Suizid. Wichtig beim Hieb sind die Abschleuderspuren, die beim Ausholen zum Schlag entstehen. Bei Mord ist die Wucht der Schläge und die Dynamik des Ausholens eine gänzlich andere, so dass das Abschleudermuster viel intensiver und weiter gestreut ist.

Eine entscheidende Hilfe ist die Analyse der Blutspurenmuster – bei allen 3 Typen der scharfen/halbscharfen Gewalt:

- In senkrechter Position der Opfer fließt das Blut entsprechend ab (Abb. 69a).

- Bei sitzender Position fließt es bis zum Bauchbereich und dann gelegentlich T-förmig nach rechts und links.
- Fällt das Opfer um, erfährt der Blutstrom häufig eine Richtungsänderung von zunächst vertikal nach horizontal (Abb. 69b). Sehr häufig kommt es zu einer Kreuzung der Blutstraßen. Im Kreuzungsbereich kann man die erste von der zweiten Blutstraße unterscheiden.
- Aus wechselnder Position kommt es zu wechselnden Blutentleerungsrichtungen, auch hierbei gelegentlich mit Überkreuzungen.

Andere Typen der Spurenentstehung sind:

- Arterielle Blutspuren – das Blut spritzt in Richtung Kopf bei durchtrennten Halsschlagadern beim liegenden Opfer. Wenn das Opfer geht oder sich dreht, spritzt es (pulsierend) im Schwall gegen die Umgebung, z.B. Wände. Gelegentlich entstehen sinusförmige Figuren (Abb. 70a).
- Ausgehustetes Blut mit sekundärer Beregnung von Gesicht, Schulter-/Brustregion.
- Schnell abtropfendes Blut von eröffneten Venen.
- Blutlachen als Indikator, dass das Opfer in einer (fixierten) Position verharrte (Abb. 70b).
- Interaktion von Formspuren mit den getroffenen Oberflächen, physikalischen Gesetzen gehorchend.

Trotz des z.T. extrem informativen Spurenbildes muss der Arzt gelegentlich zerstörend vorgehen. Dies bedeutet, die sichere Feststellung des Todes oder gar die Durchführung einer Reanimation haben Priorität vor kriminalistischen Überlegungen. Bei derartiger Vorgehensweise sollte der Arzt eine Dokumentation über die ursprüngliche Situation vornehmen: Kleidungssituation, von ihm vorgenommene Veränderungen an der Bekleidung wie z.B. Öffnung oder Auftrennung von Oberkörperkleidung sowie von ihm durchgeführte Veränderungen am Spurenbild. Leider kommt es gelegentlich vor, dass der Arzt hierbei eine völlig unnötige und auch kontraindizierte „Kosmetik" vornimmt. Er reinigt die Hände von Blutspritzern, obwohl hierfür keinerlei medizinische Indikation vorliegt. Dies bedeutet, dass er entscheidende Beweismittel vernichtet.

Bei allen 3 vorgenannten Verletzungsarten kann es sich nach dem primären Aspekt um Tötungsdelikte handeln. Der Arzt sollte von einer Entkleidung absehen, falls nicht medizinische Gesichtspunkte prävalieren. Sollte aber in einem frühen Stadium durch kriminalpolizeiliche Untersuchungen ein Selbstmord ermittelt worden sein oder ein selbst verschuldeter Unfall – ohne Notwendigkeit zu weiteren Untersuchungen – dann kann und sollte der Arzt eine nochmalige Leichenschau vornehmen. Die erste Leichenschau ist dann als vorläufig zu betrachten. Sieht er hierbei – z.B. nach Abwischen von Blut – Hämatome oder sonst auffällige Befunde, so muss er seinen Verdacht unbedingt schriftlich fixieren. Der Arzt ist auch keinesfalls dazu gehalten, der polizeilichen Verdachtsdiagnose z.B. eines Suizids zu folgen. Er kann oder sollte auch in solchen Fällen bei seiner abweichenden Meinung bleiben, also z.B. Verdacht auf Fremdbeibringung.

2.9 Todesfälle durch stumpfe Gewalt

Stumpfe Gewalt ist fraglos die häufigste Ursache aller Verletzungen. Stumpfe Gewalt im weiteren Sinn kann gelegentlich die mittelbare Todesursache darstellen, z.B. bei stumpfer Gewalt gegen den Hals als Äquivalent eines Würgegriffs. Die hierdurch bewirkten Abschürfungen können die einzigen, äußerlich sichtbaren Zeichen eines Erwürgens sein.

- Mittelbar ist stumpfe Gewalt beim Schütteltrauma. Als äußeres Zeichen findet man eventuell fleckförmige Hämatome (Griffspuren) am Rumpf (Abb. 71).
- Mittelbar ist stumpfe Gewalt bei äußerem Verschluss der Atemöffnungen – als Merkmal existieren (nicht immer!) perioral oder perinasal Abschürfungen.
- Bei Commotio cerebri findet man gelegentlich ein Kopfschwartenhämatom und als Todesursache eine Mageninhaltsaspiration oder Blutaspiration (bei Nasenbluten). Die Commotio selbst ist bekanntlich ohne morphologisches Korrelat.
- Bei Weichteilquetschung, z.B. im Verkehrsunfall, können Frakturen und Wunden fehlen. Es ist möglich, dass sich lediglich einige dezente Hämatome feststellen lassen (Abb. 72). Bei Überlebenden vergrößern sich diese, werden flächenhafter und auch subepidermal sichtbar: Verblutung in die Weichteile. Gleichermaßen können massive Quetschungen des Unterhautfettgewebes die

II. Die ärztliche Leichenschau

Folge der stumpfen Gewalt sein mit konsekutiver Lungenfettembolie oder – bei Passage oder Umgehung des Lungenfilters – konsekutiver systemischer Fettembolie.

Stumpfe Gewalt kann auch eine unmittelbare Todesursache darstellen (die Unterscheidung zwischen mittelbar und unmittelbar ist manchmal akademisch!): schwere Höhlentraumata mit u.a.:

- Leberrupturen, Milzruptur, Nierenrupturen
- Herzrupturen, Aortenrupturen, Lungenzerreißungen
- Rippenserienfrakturen, Brustkorbniederbruch, Lungenanspießung
- Schädelfrakturen, Schädelzertrümmerung.

Die Höhlentraumata ereignen sich bei Verkehrsunfall, bei Sturz aus der Höhe, aber auch bei Misshandlungen (z.B. Tritte mit beschuhtem Fuß, Springen auf den Liegenden). Häufig sind sie äußerlich kaum sichtbar. Es kann vorkommen, dass lediglich diskrete Hämatome beobachtet werden. Besonders in der kalten Jahreszeit, wenn die Menschen im Freien durch mehrere Textillagen gegen die Außenwelt abgeschirmt sind, kommt es auch seltener zu Abdrücken von stumpfen Werkzeugen. Überrollungen durch Lkw können dann ohne wesentliche Spuren auf der Haut bleiben, wohl aber mit schwersten inneren Verletzungen einhergehen. Gleiches gilt für Misshandlungen durch stumpfe Gewalt, z.B. Tritte mit beschuhtem Fuß gegen den bekleideten Körper, obwohl hier eine tangentiale Komponente der Gewalt häufiger Abschürfungen verursacht.

Der Kopf- und Gesichtsbereich ist besonders häufig der Angriffspunkt der stumpfen Gewalt von fremder Hand. Er ist aber auch bei Stürzen betroffen. Daher ist es wichtig zu differenzieren nach:

- Lokalisation, d.h. sturztypische, sturzuntypische Lokalisationen (Abb. 24a und b versus Abb. 25 und 26)
- Formung, d.h. positive oder negative Wiedergabe des Werkzeugs
- Zeitigkeit, d.h. mehrzeitig oder einzeitig
- Zahl der Einwirkungen (Abb. 60a)

- Hutkrempenregel, d.h. oberhalb, in- oder unterhalb der Hutkrempenlinie, wobei auch 2 oder mehr Hämatome in der Linie der Hutkrempe eher auf fremde Hand verdächtig sind (Abb. 27).

2.10 Todesfälle durch Schuss

Der Leichenschauer muss Kenntnisse über Wundballistik haben, um die Gefahr grober Fehleinschätzungen zu vermeiden. Die häufigste und zugleich gefährlichste Fehleinschätzung ist die, dass Schussverletzungen erst gar nicht erkannt werden.

2.10.1 Beispiele aus der Praxis

Ein Mann wird im Wohnwagen in Rückenlage auf einer Pritsche tot aufgefunden. Bei der Leichenschau an der bekleideten Leiche wird ein natürlicher Tod festgestellt. Dem Bestatter fällt Blut am Pullover auf. Dieses stammt von einem Herzschuss und hat den dunklen Pullover vorderseitig durchtränkt.

Eine ältere Frau wird auf dem Balkon eines Mehrfamilienwohnhauses tot aufgefunden. Der Notarzt findet eine blutige Verletzung am Orbitarand und hält diese für sturzbedingt: Annahme eines Herztodes. Tatsächlich handelt es sich um einen Einschuss eines Kleinkalibergeschosses (Durchmesser 5,6 mm). Schussabgabe vom gegenüberliegenden Haus.

Ein junger Mann wird tot in einem Kuhstall aufgefunden. Die blutige Kopfverletzung im Bereich der Orbita wird für sturzbedingt gehalten. Er sei auf glattem Grund gerutscht und gegen eine Betonkante gefallen. Bei Exhumierung zwei Jahre später wird ein Kopfsteckschuss mit Einschuss am inneren Augenwinkel festgestellt: Auftragsmord.

Ein junger Mann fällt an der Straßenkreuzung von seinem Motorrad. Der Notarzt findet ein finales EKG wie bei einem Infarkt und diagnostiziert entsprechend. Bei der dennoch durchgeführten Sektion findet sich ein Einschuss im Rücken mit Steckschuss im Herzen: Tötung durch Nebenbuhler.

Ein Mann wird nach Überfall mit blutender Verletzung im Nacken im Krankenhaus eingeliefert. Die Nackenverletzung wird für eine Platzwunde gehalten.

Erst nach Tagen wird ein Steckschuss mit Geschoss in der Zungenspitze festgestellt; Einschuss war die „Nackenplatzwunde". Es lag ein Mordversuch vor (Abb. 72).

Vorgenannten Fällen ist gemeinsam, dass der Einschuss als Platzwunde verkannt wird. Hiernach erfolgt eine gewagte Rekonstruktion. Falls der Einschuss wegen fehlender Entkleidung nicht erkannt wird, erweist sich die Diagnose eines natürlichen Todes als reine Spekulation.

2.10.2 Verletzungsmorphologie/Verletzungsballistik
Die Waffenkaliber variieren in der Regel zwischen 5,6 und 11 mm (kasuistisch gibt es darüber hinaus größere und kleinere Kaliber). Die Geschossgeschwindigkeiten liegen beim Auftreffen zwischen wenigen Metern pro Sekunde und mehreren 100 Metern pro Sekunde. Auch hier existieren erhebliche Abweichungen nach oben.
Kleine Kaliber (5,6 mm und 6,35 mm) geben meist Steckschüsse. 7,65 mm ergibt entweder Steckschuss oder Durchschuss, je nach Schusskanal. Große Kaliber führen zumeist zu Durchschüssen. Trifft das Geschoss mehr oder weniger senkrecht auf, so resultiert ein rundlicher Hautdefekt, trifft es schräg auf, ein ovaler. Der absolute (aufgesetzte) Nahschuss über knöchernem Widerlager, also im Wesentlichen der Kopfschuss, erzielt eine unterminierte, mehrstrahlige Platzwunde mit schwärzlicher Beschmauchung im Wundgrund (Abb. 31a und b). Auch hier registriert man im Zentrum bei Adaption der Wundränder einen Substanzdefekt, häufig umgeben von einer z. B. rundlichen Schürfmarke (Mündungsabdruck). Der Ausschuss am Rumpf erscheint oft kleiner als der Einschuss; stattdessen wirkt die Haut eingerissen. Die Wundränder sind adaptierbar und es verbleibt kein wesentlicher Substanzdefekt. Am Kopf ist der Ausschuss in der Regel größer und unregelmäßiger, er wirkt wie eine mächtige, tiefe Platzwunde.

Bei Suizid und selbst verursachtem Unfall betragen die Schussentfernungen maximal einige Zentimeter. Man findet dann häufig Beschmauchung in der Umgebung des Einschusses – wenn nicht mit dem geübten Auge, so doch regelmäßig mit Labormethoden. Fehlen solche Nahschusszeichen, so handelt es sich um einen Fernschuss, mit erheblichem Verdachtsgewicht für ein Tötungsdelikt.
Die Schusshand des Suizidenten weist gelegentlich geringe, die Haltehand regelmäßig deutliche Beschmauchungen auf. Darüber hinaus gibt es ein Phänomen bei Kopfschüssen aus kürzesten Distanzen: Häufig entleert sich, auf Grund des

2. Praktische Durchführung der Leichenschau

hohen Drucks im Schädelinneren, spritzend Blut und Gewebe entgegengesetzt zur Schussrichtung und bespritzt die Schuss- und Haltehand (Abb. 73). Daher darf der Arzt vor der Spurensicherung nie die Hände der Leiche reinigen!
Die Waffe findet sich bei Suizid häufig – aber nicht immer! – neben der Leiche. Manchmal bleibt auch bei schweren Herzschussverletzungen, gelegentlich auch bei Kopfschüssen, insbesondere beim „Schläfenschuss" die Handlungsfähigkeit noch Sekunden bis manchmal Stunden erhalten. Der Suizident kann die Waffe wegwerfen. Andererseits findet sich bei Mord manchmal die Waffe in Leichennähe, ja sogar in der Hand der Leiche. Aus beiden Befunden sollte man nie voreilige Schlüsse ziehen.

Blutspuren können jedoch auch fehlen. So wurden Fälle beschrieben, bei denen der Einschuss im Rektum oder in der Vagina lagen. Auch sonst muss es nicht zu heftig blutenden Verletzungen kommen. Falls sich Blut entleert, entleert es sich entsprechend der Körperhaltung: senkrecht nach unten bei stehendem Opfer, horizontal zur Seite bei liegendem Opfer und alle Formen der Übergänge. Darüber hinaus kann es bei Kopfschüssen zur Blutentleerung entgegen der Schussrichtung im Überdruck kommen mit einem Spray aus feinen Tröpfchen, untermischt mit größeren Tröpfchen (s. auch: Schusshand, Haltehand). Bei Brustschüssen liegt oft Aushusten von Blut vor. Der Arzt, der zur Todesfeststellung oder zur notfallmäßigen Reanimation die Lage der Leiche verändern muss, hierbei die Oberbekleidung geöffnet und diese auch zerstört hat, sollte unmittelbar danach unbedingt die ursprüngliche Lage, auch augenfällige Besonderheiten der Blutflecke fixieren.

2.11 Todesfälle durch Elektrizität

Stromtodesfälle können akzidentell (Abb. 41a und b), suizidal (Abb. 74) aber auch homizidal sein (Abb. 48). Auch autoerotische Unfälle mit Strom kommen vor. Stromeinbringung durch fremde Hand wird selten beobachtet und ist dann oft mit anderen Formen von Gewalteinwirkung kombiniert. Strommarken können leicht übersehen werden, da sie häufig sehr klein bzw. uncharakteristisch ausgebildet sind (Abb. 75). Sie können aber auch komplett fehlen, z.B. bei Stromtod in der Badewanne. Bei Auffindung von Leichen im Freien mit Hitzeeinwirkung ist immer differentialdiagnostisch an Hochspannungsunfall, aber auch an Blitzeinwirkung zu denken!

III. Das Todesermittlungsverfahren aus Sicht der Polizei
KHK U. Bux

1. Gesetzliche Grundlagen

Alle polizeilichen Ermittlungshandlungen beruhen auf spezifischen Rechtsgrundlagen. Für das Todesermittlungsverfahren ergibt sich die Rechtsgrundlage aus § 159 StPO „Unnatürlicher Tod; Leichenfund" in Verbindung mit § 163 StPO „Aufgaben der Polizei".

Folgende Ausführungen[28] sind verbindlich:

§ 159 (1): „Sind Anhaltspunkte dafür vorhanden, dass jemand eines nichtnatürlichen Todes gestorben ist, oder wird der Leichnam eines Unbekannten gefunden, so sind die Polizei- und Gemeindebehörden zur sofortigen Anzeige an die Staatsanwaltschaft oder an das Amtsgericht verpflichtet."

§ 163 (1): „Die Behörden und Beamten des Polizeidienstes haben Straftaten zu erforschen und alle keinen Aufschub gestattenden Anordnungen zu treffen, um die Verdunkelung der Sache zu verhüten."

Damit ist die Handlungsfreiheit der Polizei geregelt, u.a. auch einen Leichenschauarzt (z.B. Hausarzt) hinzuzuziehen.

2. Nichtnatürliche Todesfälle

Die offizielle Definition eines nichtnatürlichen Todes lautet nach StPO:

„Nichtnatürlich ist der durch Selbstmord, Unfall, durch eine rechtswidrige Tat (d.h. eine solche, die den Tatbestand eines Strafgesetzes verwirklicht) oder sonst durch Einwirkung von außen herbeigeführte Tod. Unbekannt ist ein Toter, der nicht sofort identifiziert werden kann. (...) Der Tod nach Operation fällt nur unter § 159, wenn wenigstens entfernte konkrete Anhaltspunkte für einen Kunstfehler oder für sonstiges Verschulden des behandelnden Personals vorliegen."[29]

---

[28] Kleinknecht Th., Meyer-Goßner L. Kommentar zur Strafprozessordnung, 37. Auflage
[29] Kleinknecht Th., Meyer-Goßner L. Kommentar zur Strafprozessordnung, 37. Auflage, § 159, Rn. 2

III. Das Todesermittlungsverfahren aus Sicht der Polizei

Hiermit sind bereits die Ziele der polizeilichen Ermittlungshandlung umschrieben:
- Feststellung eines möglichen Fremdverschuldens am Tod des Verstorbenen
- Ausschluss von Fremdverschulden
- Identifizierung der Leiche eines Unbekannten

Zumindest der letzte Punkt ist ohne Mitwirkung eines Arztes (Notarztes, Hausarztes, Pathologen) häufig nicht durchführbar, wenn z.B. Identifikationspapiere fehlen oder/und Angehörige nicht auffindbar sind.
Ein entscheidender Aspekt der Polizeiarbeit in Bezug auf die Todesermittlung betrifft dabei die Tat- und Fundortarbeit.

3. Einleitung des Todesermittlungsverfahrens

Ein Todesermittlungsverfahren der Polizei kann durch verschiedene Personen/Ereignisse in Gang gesetzt werden:

a) durch den zum Leichenfundort gerufenen Arzt

   Der Arzt bescheinigt in der amtlichen Todesbescheinigung keinen natürlichen Tod. In diesen Fällen hat der Arzt unverzüglich, d.h. ohne schuldhaftes Zögern, die Polizei zu informieren.

b) nach Mitteilung durch die Gesundheitsbehörde

   Der von dem leichenschauenden Arzt ausgefüllte vertrauliche Teil der Todesbescheinigung wird über das Standesamt an die zuständige Untere Gesundheitsbehörde weitergeleitet und dort noch einmal allein aus medizinischer Sicht kontrolliert. Ergeben sich nun aus Sicht der Gesundheitsbehörde Anhaltspunkte für einen nichtnatürlichen oder unklaren Todesfall, so muss die Gesundheitsbehörde unverzüglich die zuständige Polizeibehörde informieren.

c) auf Grund eigener Kenntnis oder Zeugenaussagen

   Ein Tötungsdelikt (auch Verfahren gegen Ärzte) wird gemeldet.

Gerade der erste Punkt hat in der Vergangenheit zu Missverständnissen zwischen dem Arzt und den hinzu gerufenen Polizeibeamten geführt. Während der Arzt bei seiner

Klassifikation die medizinischen Definitionen für „natürlicher Tod", „nichtnatürlicher Tod" oder auch „ungeklärt, ob natürlicher oder nichtnatürlicher Tod" im Auge hat, beurteilt der Polizeibeamten den Fall mit der juristischen Definition, wobei die Klärung der medizinischen Todesursache eben nicht der entscheidende Faktor für die Aufnahme polizeilicher Ermittlungen ist.

Kommen für den Arzt mehrere innere Ursachen in Betracht, so wird er erfahrungsgemäß einen „ungeklärten Tod" bescheinigen und bei vielen hinzu gerufenen Polizeibeamten zumindest nicht auf ein sofortiges Verständnis treffen. Für die Polizei stellt sich zu diesem Zeitpunkt die Frage nach den Anhaltspunkten für ein Fremdverschulden, denn eben solche Anhaltspunkte braucht der Polizeibeamte für die Aufnahme von Ermittlungen.

4. Tat-/Fundortarbeit

4.1 Verhalten am Tatort

Dem Tat-/Fundort kommt für die Beweiswürdigung in einem späteren Strafverfahren eine elementare Bedeutung zu. Um die Spuren eines potenziellen Täters und der Tat als solche analysieren zu können, ist ein elementarer Grundsatz, den Tat-/Fundort möglichst in seinem *Ursprungszustand* zu belassen. Nicht dokumentierte Veränderungen sind kaum rekonstruierbar, sie führen zu einer Verfälschung des objektiven Spurenbildes und somit zu falschen Rückschlüssen der Ermittlungsbehörden.

Grundsätzlich gelten an Tat-/Fundorten folgende Regeln:
- nicht rauchen, essen, trinken
- keine Absonderung körperlicher Sekrete
- nicht setzen oder anlehnen
- nichts ablegen, fortwerfen, mitnehmen
- nicht das Opfertelefon benutzen (hierdurch wird die Wahlwiederholungsfunktion einer nicht zustande gekommenen Telekommunikationsverbindung irreparabel zerstört)
- keine Wasserkräne oder Toilette benutzen (zur Sicherung latenter Blutspuren in den Abflüssen)
- Tatwerkzeuge, Waffen, Patronenhülsen, Geschosse nicht anfassen (Erhalten der Originallage, ggf. nur abdecken).

III. Das Todesermittlungsverfahren aus Sicht der Polizei

Im Falle eines erkennbaren Kapitalverbrechens sollten Leichen mit eindeutigen Todeszeichen bis zum Eintreffen der Polizei nicht berührt werden. Die eintreffenden Polizeibeamten sind umfangreich über alle bereits getroffenen Maßnahmen zu informieren und in den Tat-/Fundort einzuweisen.

Grundsätzlich sollte das Abdecken von Leichen aus Pietätsgründen unterbleiben, da durch eine Abdeckung Täterspuren überlagert, verändert oder vernichtet werden können. Ausnahmen ergeben sich bei einem Tat-/Fundort im Freien: Hier sollte die Leiche zum Schutz vor Witterungseinflüssen allenfalls mit Goldfolie abgedeckt bzw. ein Sichtschutz aufgebaut werden.

Unvermeidbare *Veränderungen* sollten genauestens aufgezeichnet werden, z.B. Zustand und Stellung von Türen, Fenstern und Licht. Beim Einsatz eines Schlüsseldienstes sollte dieser zur Dokumentation des Schließzustands in Form eines Berichts aufgefordert werden. Die Lage des Opfers und Veränderungen an dessen Kleidung müssen dokumentiert werden. Die Suche nach Ausweispapieren, Krankenkassenkarte etc. sollte unterbleiben, da auch dies den ermittelnden Beamten zu überlassen ist. Beim Verlassen des Tat-/Fundortes sind die Schuhsohlen hinsichtlich unbeabsichtigt mitgeschleppter Beweismittel (z.B. Patronenhülsen, Knochensplitter etc.) zu kontrollieren, ggf. ist das Material der Polizei zu übergeben.

4.2 Ermittelnde Abteilungen

Spurensicherung und Arzt sind nach den Polizeibeamten die nächsten entscheidenden Ermittler im Verdachtsfall eines nichtnatürlichen Todes. Aus diesem Grund ist es erforderlich, den die Leichenschau haltenden Arzt in die Spurensicherungsarbeit einzubeziehen, d.h. während der Durchführung einer ersten Leichenschau sollte der Arzt durch einen Polizeibeamten auf mögliche Spuren hingewiesen werden, z.B. kein Aufschneiden der Bekleidung durch Schmauchspurenbereiche oder Stichbeschädigungen.

Ein weiterer Aspekt ist die *Sicherung des Tatortes*. Jeder zu einem Tat-/Fundort gerufene Arzt sollte daher ebenso wie die Polizeibeamten vor seinem Einschreiten auf mögliche Gefahren achten. Gefahren abwendende Maßnahmen können sein:
- offene Gashähne schließen (Stellung des Gashahnes/-ventils merken)
  Die Dokumentation der Stellung des Gashahnes bzw. der Anzahl der Schließumdrehungen eines Gasflaschenventils ermöglicht den Ermittlungsbehörden später die Berechnung der ausgeströmten Gasmenge.

4. Tat-/Fundortarbeit

- bei Explosionsgefahr kein Licht einschalten, kein Mobiltelefon/Funkgerät benutzen
- sprengstoffverdächtige Gegenstände unberührt lassen

Hellrote Totenflecke bei Leichenauffindung innerhalb geschlossener Räume (z.B. Badezimmer mit Gasthermen) sollten die handelnden Personen zumindest am Anfang immer an eine Kohlenmonoxidvergiftung denken lassen. In diesen Fällen ist das sofortige Öffnen der Fenster die erste Maßnahme zum Selbstschutz.

4.3 Der „ermittelnde" Arzt

Der die Leichenschau haltende Arzt trägt eine große Verantwortung bei der Aufdeckung und Aufklärung von Verbrechen. Seine Arbeit sollte sich daher durch größte Sorgfalt, lückenlose Information der begleitenden Beamten und vollständiger Dokumentation auszeichnen. Der hinzu gerufene Arzt kann der Notarzt sein, im Normalfall der Hausarzt oder bei Verdacht auf nichtnatürliche Todesursache ein Rechtsmediziner. Jeder Einzelfall ist kritisch zu betrachten und sollte nicht routinemäßig „abgewickelt" werden. Auch bei augenscheinlich bestehenden todeswürdigen Erkrankungen kann ein Fremdverschulden am Tod vorliegen. Dies sollte daher immer zweifelsfrei ausgeschlossen werden können.

Besondere Aufmerksamkeit ist geboten bei der Leichenschau bei älteren Menschen, Säuglingen und Kleinkindern. Besonders in diesen Altersgruppen können spurenarme Tötungsdelikte übersehen werden, weil Begleiterkrankungen die Todesursache verschleiern oder Folgeschäden einer äußeren Einwirkung erst später zum Tod geführt haben (der Fall insbesondere bei Säuglingen infolge von Schütteln oder Schlagen).

Die Polizei kann vom Leichenschauarzt als sog. Tatortberechtigten Vergleichsproben anfordern (z.B. Fingerabdrucke, Schuhsohlenabdrücke, Speichelprobe). Diese Proben werden ausschließlich für den Abgleich im konkreten Verfahren benutzt, nicht in Datenbanken gespeichert und nach Abschluss des Verfahrens vernichtet.

IV. Qualitätssicherung der Leichenschau
KD N. Westphal

1. Grundlagen der Ermittlungstätigkeit

Im Zusammenhang mit möglichen Tötungsdelikten ergibt sich zunächst eine Grundnorm für die Vorgehensweise von Staatsanwaltschaft und Polizei aus der Strafprozessordnung:

> **§ 159 *(Anzeigepflicht bei Tötungsverdacht)***
>
> *(1) Sind Anhaltspunkte dafür vorhanden, dass jemand eines nichtnatürlichen Todes gestorben ist, oder wird der Leichnam eines Unbekannten gefunden, so sind die Polizei- und Gemeindebehörden zur sofortigen Anzeige an die Staatsanwaltschaft oder an das Amtsgericht verpflichtet.*

Die Untersuchungshandlungen im Rahmen des **§ 159 StPO**[30] gehen der Frage nach, ob die Möglichkeit einer strafrechtlichen Verfehlung gegeben sein **kann**.[31] In diesem Bereich sind die Aufgaben von Polizei und Staatsanwaltschaft (StA) deckungsgleich, wenn auch mit unterschiedlicher Rollen- und Kompetenzverteilung. In der überwiegenden Anzahl der durch die Polizei zunächst angestellten Ermittlungen gibt sie die „fertigen" Ergebnisse an die Staatsanwaltschaft ab, die allein zur Freigabe des Leichnams zur Bestattung befugt ist. Für den Fall einer Feuerbestattung ist ferner eine gesonderte Genehmigung vorgesehen. Sobald die Untersuchungen konkrete Anhaltspunkte liefern, menschliches Verschulden könne für den Tod des Verstorbenen ursächlich sein, ergibt sich aus der StPO die inhaltlich gleichlautende Verpflichtung für StA und Polizei, **den Sachverhalt auf Grund des Verdachts einer Straftat** zu erforschen und – dies gilt in erster Linie für die Polizei – alle keinen Aufschub gestattenden Anordnungen zu treffen. Insoweit ist der richtige erste Ansprechpartner für Sofortmaßnahmen beim Verdacht eines Tötungsdeliktes die Polizei.

Der Staatsanwaltschaft obliegt die rechtliche und fachliche Leitung der Ermittlungen, gleichwohl werden derartige Verfahren im Rahmen so genannter Sonder- oder Mordkom-

---

[30] S. auch: Richtlinien für das Strafverfahren und das Bußgeldverfahren (RiStBV) vom 01.01.1977, zuletzt geändert mit Wirkung vom 01.04.2005
[31] In der überwiegenden Zahl der Fälle, etwa 95 %, wird dies im Ergebnis verneint.

IV. Qualitätssicherung der Leichenschau

missionen faktisch von der Polizei durchgeführt, die naturgemäß über die erforderlichen Sach- und Personalressourcen verfügt.

Üblicherweise werden für spezielle Fragestellungen interne und externe Gutachter hinzugezogen. Für alle **die Todesursache**, den **Todeszeitpunkt** oder die **Identifizierung** betreffenden Untersuchungen ist die Beteiligung von Rechtsmedizinern, möglichst schon am ursprünglichen Auffindeort des Leichnams, nahezu obligatorisch.

Von Bedeutung für **polizeiliche** Ermittlungen[32] sind die so genannten „nichtnatürlichen Todesfälle" im Sinne des bereits erwähnten § 159 StPO. Der Begriff **ist nicht legal definiert**, sondern hat sich allenfalls in der strafrechtlichen Kommentierung herausgebildet.

„Nichtnatürlich ist der Tod durch **Selbstmord**, **Unfall**, *durch* **eine rechtswidrige Tat** *(d.h. eine solche, die den Tatbestand eines Strafgesetzes verwirklicht)* **oder sonst durch Einwirkung von außen** *herbeigeführte Tod".*[33]

Die hinzutretende Kommentierung an gleicher Stelle *„Der Beweissicherung dient § 159 StPO für den Fall, dass der Tod durch eine Straftat eines anderen herbeigeführt worden ist. Die „Leichensache" ist* **kein Ermittlungsverfahren** *im Sinne des § 160 StPO"* indiziert, dass in Fällen des nichtnatürlichen Todes zunächst eine **ergebnisoffene** Überprüfung einsetzt. Insoweit ist auch die Sorge, bei Darlegung von Zweifeln über die Todesursache sei dies mit einer Anzeigenerstattung gleichzusetzen, unbegründet.

Tabelle 7 führt die strafrechtlichen Konsequenzen bei Fällen nichtnatürlichen Todes auf.

Aus der dualen Aufgabenstellung der Polizei (Gefahrenabwehr und Strafverfolgung) eröffnet sich ein weiteres, de facto staatsanwaltfreies Arbeitsfeld immer dann, wenn sich aus dem untersuchten Todesfall Anhaltspunkte für **zukünftige Gefahrenmomente** ergeben könnten. Hier sind weiterführende Überlegungen, insbesondere die Zusammenarbeit

---

[32] Die medizinische Sicht geht hier naturgemäß wesentlich weiter. Die Klassifizierung von Todesursachen gemäß ICD-10 und deren statistische Aufbereitung in der Todesursachenstatistik des Statistischen Bundesamtes dient in erster Linie präventiv medizinischen Belangen. Todesursachen aufzuklären bleibt aber nach wie vor problematisch, wie folgendes Zitat zeigt: http://www.uni-duesseldorf.de/WWW/AWMF/gb/p_rechts.htm, Stand 22.10.2005: „Leider ist die Todesursachen-Statistik mit einer unvertretbar hohen Ungenauigkeit verbunden. Die Fehlerrate liegt bei ca. 40 %. Umsetzungen in präventiv-medizinische Maßnahmen sind daher sehr ungenau und führen zur Geldverschwendung."

[33] Kleinknecht Th., Meyer-Goßner L. Kommentar zur Strafprozessordnung, 42. neubearbeitete Auflage, § 159, 1 und 2

1. Grundlagen der Ermittlungstätigkeit

Nichtnatürlicher Tod	Strafrechtliche Konsequenzen (auch bei Unterlassen)
Unfalltod: z.B. Verkehrsunfall, Sportunfälle, Arbeitsunfälle, auch wenn der Tod erst Tage oder Wochen später eintritt und ohne den Unfall wahrscheinlich nicht eingetreten wäre (Kausalität), Unfälle im Haushalt, sonstige Stürze	ja, bei Fremdverschulden, z.B. fahrlässige Tötung, unterlassene Hilfeleistung
Atypische Unfälle: z.B. Tod durch Brand, Ertrinken, Unterkühlung, Selbststrangulation, autoerotische Unfälle	ja, bei Fremdverschulden, s.o.
Suizid: z.B. durch Öffnen von Blutgefäßen, Erschießen, Erhängen, Bahntod, Sturz, Ertrinken	ja, denkbar bei aktiver Unterstützung bzw. Nichtverhinderung bei einer Schutzpflicht (Garantenstellung)
Drogentod	ja, falls akuter Drogenkonsum todesursächlich und Person des Drogenlieferanten feststeht denkbar
Tötungsdelikte - vorsätzliche (Mord, Totschlag, Tötung auf Verlangen, Schwangerschaftsabbruch) - in Bezug auf die Folge leichtfertige (Todesfolge) nach Körperverletzung, Misshandlung, Vergewaltigung u.a. Fahrlässige Tötung (auch durch Unterlassen, falls Garantenpflicht besteht), z.B. nach Verletzung von Aufsichtspflichten, bei mangelhafter Pflege	grundsätzlich ja, lediglich bei Notwehr / Nothilfetatbeständen oder rechtmäßiger Amtsausübung (Polizeigesetze der Länder) Ausnahmen denkbar
Tod nach oder im Zusammenhang mit medizinischer Behandlung	ja, falls ärztliches Fehlverhalten vorliegt[34]

Tab. 7: Strafrechtliche Konsequenzen bei nichtnatürlichen Todesfällen

---

[34] Dazu führen Kleinknecht/Meyer-Goßner in Rd. 2 aus, dass der Tod nach Operation nur dann unter § 159 StPO fällt, also als nichtnatürlicher Tod einzustufen ist, wenn wenigstens entfernte konkrete Anhaltspunkte für einen ärztlichen Kunstfehler oder für sonstiges Verschulden des behandelnden Personals gegeben sind. Diese Ausführungen sind zu hinterfragen. Der nichtnatürliche Tod im Sinne von § 159 StPO setzt nämlich nicht notwendigerweise ein wie auch immer geartetes Verschulden voraus (Alleinunfall, Suizid). Es ist nicht ersichtlich, wieso diese Systematik bei ärztlichen Eingriffen durchbrochen werden sollte.

IV. Qualitätssicherung der Leichenschau

mit speziellen Institutionen der Gefahrenabwehr, aber auch Handeln in eigener Zuständigkeit, zwingend geboten.[35] Dazu sind zum Beispiel Informationen und Berichte an Gewerbeaufsichts- oder Gesundheitsämter, sowie Straßenverkehrsbehörden erforderlich, falls von dort aus zur Verhinderung weiterer Unfälle oder sonstiger schädigender Ereignisse anschließende Maßnahmen erforderlich erscheinen. In diesem Bereich ist die Nähe der polizeilichen Arbeit zu **medizinischen präventiven Fragestellungen** in Zusammenhang mit der Klärung von Todesursachen evident. Denkbar sind auch Maßnahmen zur Gefahrenabwehr, sobald sich Hinweise verdichten, der/die Täter könnten weitere Taten begehen.

Polizeiliche Ermittlungen zur Todesursachenfeststellung richten sich zunächst auf die Fragestellung, **ob und inwieweit ein Drittverschulden** ursächlich für das Ableben der betreffenden Person gewesen sein kann. Ob der Tod vorsätzlich oder fahrlässig herbeigeführt wurde, ist zunächst einmal unerheblich. Das Unterlassen einer Handlung steht dabei einem aktiven Tun zumindest dann gleich, wenn der/die Betreffende eine rechtliche Verpflichtung zum Handeln gehabt hätte. Daneben trifft eine **zumutbare** Hilfeleistungspflicht **jedermann**. Darüber hinaus ist selbst **beim Fehlen eines strafrechtlichen Anfangsverdachtes** in Fällen des nichtnatürlichen Todes die Polizei unter gefahrenabwehrrechtlichen Gründen an einer lückenlosen Aufklärung der Sachlage interessiert.

In diesem Zusammenhang werden dann auch häufig Sachfeststellungen offensichtlich, die in späteren Zivilverfahren (Fragen zur Lebens- und Unfallversicherungen, Rentenstreitigkeiten und Nachlassregelungen) für die dann Prozessbeteiligten von großer Bedeutung sind.

2. Statistik der Todesfälle

Die statistische Darstellung von Todesfällen ist in der Bundesrepublik **heterogen**, d.h. je nach Blickwinkel der erfassenden Stelle von verschiedenen Begriffen und Intentionen ausgehend. Die Übersichtlichkeit „zentraler" Statistiken wird durch eine Vielzahl örtlicher, institutioneller oder nur temporär erfasster Zahlenwerke beeinträchtigt.
Zur statistischen Erfassung von Daten dient zunächst die **unmittelbare Informationserhebung**[36], hier sind jedoch systemische Fehlerquellen festzustellen, wie in Tabelle 8 dargestellt.

---

[35] Denkbar ist, dass die Polizei in Mordkommissionen Maßnahmen zur Gefahrenabwehr ergreift, sobald sich Hinweise verdichten, der/die Täter könnten weitere Taten begehen.
[36] s. oben, Fußnote 32

2. Statistik der Todesfälle

Bezeichnung	Quelle	Datenherkunft	Datenstruktur	Kurzbewertung
Todesursachenstatistik	Bundesamt für Statistik	Todesbescheinigung, ärztliche Leichenschau, Gesundheitsämter	Klassifizierung grundsätzlich nach ICD 10 – medizinische Ursachen –	überwiegend vollständige Datenmenge, hohe Ungenauigkeit bei den Ursachen
Polizeiliche Kriminalstatistik	Bundeskriminalamt und Landeskriminalämter	subjektive Wertung des polizeilichen Sachbearbeiters bei Abgabe an die Staatsanwaltschaft	strafrechtliche und phänomenologische Gesichtspunkte als Schlüsselzahlen, sowie nach Tatort, -zeit, Täter, Opfer und versch. anderen Kriterien	selektive Datenmenge der Todesfälle, hohes Dunkelfeld wahrscheinlich
Verkehrsunfallstatistik	Bundesamt für Statistik	Unfallanzeigen Polizei	Klassifizierung nach Schlüsselzahlen	Bagatellunfälle werden häufig nicht erfasst. Datenmenge ansonsten überwiegend vollständig, innerhalb der Unfallursachen vermutlich Dunkelfeld
Verurteiltenstatistik	Bundesamt für Statistik	Staatsanwaltschaften	Personen und Straftatenschlüssel	Datenmenge und Aussagen vollständig, da reine Zählstatistik
Strafvollzugsstatistik	Bundesamt für Statistik	Wertung aus Strafverfolgungsakten	strafrechtliche Bestimmungen und Sanktionen, Verurteiltenstruktur	Datenmenge und Aussagen vollständig, da reine Zählstatistik

Tab. 8: Statistische Datenerhebung

IV. Qualitätssicherung der Leichenschau

Im Jahre 2003 sind in der Bundesrepublik 853.946 Todesfälle[37] zu verzeichnen gewesen. Von diesen weist die Todesursachenstatistik zunächst 34.606 Todesfälle mit **nichtnatürlicher** Ursache[38] aus. Die Fallerfassung nimmt zur Frage des Drittverschuldens nur indirekt Stellung, weil die medizinische Fragestellung im Vordergrund steht. Die Statistik spricht von 6.842 Unfällen in Zusammenhang mit dem Verkehr. Als Obergruppe werden ferner 12.809 Todesfälle in Zusammenhang mit „Sonstigen äußeren Ursachen von Unfallverletzungen" erfasst, unter denen „Stürze" (7.847), „Ertrinken" (514), „Feuer" (475), sonstige „unfallbedingte Gefährdung der Atmung" (1.318), „Naturkräfte" (164) und „Vergiftungen" (722) gesondert ausgewiesen sind. Als weitere Spezifizierung und Teilmenge der o.a. Zahlen werden 6.240 häusliche Unfälle erfasst. Bei 2.427 Fällen ist die unfallbedingte Todesursache (statistisch) nicht näher zu ergründen gewesen. 553-mal sind **tätliche Angriffe** und 11.150-mal Selbstschädigungen (Suizide) als Todesursache ausgewiesen.

Grundsätzlich ist davon auszugehen, dass die überwiegende Anzahl der hier aufgeführten ca. 34.500 Todesfälle zur Kenntnis der Polizei gelangt sind, weil der enge Bezug zwischen dem nichtnatürlichen Todesfall der Todesursachenstatistik und dem § 159 StPO dies gebietet.

Die genaue Anzahl der von der Polizei durchgeführten Untersuchungen (§ 159 StPO) wird statistisch nicht zentral erfasst, sondern ergibt sich aus den überschlägigen Berechnungen verschiedener örtlicher Einzelstatistiken. Danach gelangen etwa 10 – 12 %[39] der jährlichen Sterbefallrate im Jahresschnitt, also ca. 85.000 – 100.000 Fälle, zur Kenntnis der Polizei. Soweit die Polizei **ein strafrechtlich relevantes Fehlverhalten** feststellt, gehen die ermittelten Sachverhalte in die Polizeiliche Kriminalstatistik - PKS -, die beim Bundeskriminalamt geführt wird[40], ein.

Die PKS enthält alle der Polizei (einschließlich Bundesgrenzschutz) **bekannt gewordenen** Straftaten (außer den Verkehrsdelikten) und wird **bei Bewertung des Sachverhaltes durch die Polizei** unter kriminologischen und strafrechtlichen Gesichtspunkten vor Abgabe an die Staatsanwaltschaft erfasst. Die Zahlenwerte sind mit denen der Todesursachenstatistik auf Grund der unterschiedlichen Bewertungskriterien (vornehmlich

---

[37] Aus „Gesundheitswesen – Todesursachen in Deutschland 2003", Statistisches Bundesamt, Wiesbaden 2005
[38] Der Begriff ist nicht mit dem des § 159 StPO identisch, gemeint sind die Obergruppen V – Y.
[39] Schätzzahl aus verschiedenen Untersuchungen, da eine bundesweite Erfassung nicht erfolgt.
[40] Bundeskriminalamt Wiesbaden auch unter: www.bka.de

2. Statistik der Todesfälle

medizinische) nur annähernd vergleichbar. Ferner gibt die Todesursachenstatistik das Ergebnis zur Zeit der Ausstellung der Todesbescheinigung/der ärztlichen Leichenschau wieder, zusätzliche und später folgende polizeiliche Ermittlungen sind nicht enthalten. Die PKS umfasst den engeren Bereich der vorsätzlichen Tötungen (Mord, Totschlag, Tötung auf Verlangen, Schwangerschaftsabbruch) sowie der „leichtfertig" herbeigeführten Todesfolgen (Körperverletzung, Abgabe von Betäubungsmitteln, Vergewaltigung oder sexueller Missbrauch von Kindern jeweils mit Todesfolge) und der klassischen fahrlässigen Tötungen, zu denen zum Beispiel fremdverschuldete Arbeitsunfälle, aber auch ärztliche „Kunstfehler" gerechnet werden können.

Die Zahl der fahrlässigen Tötungen im Straßenverkehr (§ 222 StGB) ist nicht enthalten, eine bundesweite Ermittlungsstatistik der Polizei darüber existiert nicht. Immerhin ist hierzu festzuhalten, dass im Jahre 2003 eine Verurteilung von 1.120 Personen[41] wegen eines solchen Deliktes erfolgt ist. Die Zahlen der PKS über Taten und Tatverdächtige sind allerdings mit den Justizstatistiken, namentlich der Strafverfolgungsstatistik, nur sehr bedingt vergleichbar, liegen dieser doch die abge- und verurteilten Straftäter und damit eine weitere, eigenständige juristische Wertung durch ein Strafgericht, zugrunde.

Tabelle 9 zeigt beispielhaft die Zuordnung zur PKS aus dem Jahr 2004.

Von der Gesamtzahl der Leichensachen, die polizeilich bearbeitet werden, sind somit ca. 3.239 der Gruppe „nichtnatürlicher Tod durch **strafrechtlich relevantes** Verhalten Dritter" zugeordnet. Es verbleiben somit ca. 31.261 Sterbefälle, als Teilmenge der von der Polizei insgesamt unersuchten etwa 85.000 Leichensachen, die auf die Kategorie „nichtnatürlicher Tod **ohne erkennbares Verschulden Dritter**" entfallen.

Der nunmehr verbleibende Rest von **ca. 50.500 polizeilich bearbeiteten Leichensachen** repräsentiert den Anteil, bei dem sich im Rahmen der polizeilichen Ermittlungen oder/und durch Ergebnisse anderer Stellen der natürliche Tod herausstellte.

---

[41] Statistisches Bundesamt, Wiesbaden, 06.06.2005: „Lange Reihen zur Strafverfolgungsstatistik: Verurteilte nach ausgewählten Straftaten, Geschlecht und Altersgruppen (Stand: 15.12.2004)"

IV. Qualitätssicherung der Leichenschau

Tatbestand (Polizeiliche Kriminalstatistik)	Schlüsselzahl PKS	Stand 2004	Bemerkungen
Mord	0100	360	
Totschlag....	0200	449	
Fahrlässige Tötung (ohne Verkehrsdelikte)	0300	951	z.B. Betriebsunfälle, Unterversorgung, Verletzen von Aufsichtspflichten etc.
Schwangerschaftsabbruch § 218 StGB	0400	70	
§ 30 Abs. 1 Nr. 3 BtMG	7346	58	Abgabe von BTM mit Todesfolge
Vergewaltigung mit Todesfolge § 178 StGB	1115	9	
Sexueller Missbrauch von Kindern mit Todesfolge § 176 b StGB	1318	4	
Körperverletzung mit Todesfolge § 227 StGB	2210	218	
Vollendete Tötungsdelikte 2004 gemäß PKS [42]		2119	
Fahrlässige Tötungen nach Verkehrsunfall		1120	aus Strafverfolgungsstatistik
Gesamtzahl der Todesfälle, bei denen Fremdverschulden erkannt worden ist		3239	

Tab. 9: Straftaten der PKS aus dem Jahr 2004

---

[42] Im Strafgesetzbuch sind einer Reihe weiterer Delikte ausgewiesen (§§ 231, 239, 239 a und b, 251, 306 c, 307, 308, 311, 312, 313 nicht abschließend), die auch die zumindest leichtfertige Herbeiführung der Todesfolge gesondert ahnden, in der PKS wird bei häufig vorliegender Tateinheit jedoch nur das schwerste Delikte erfasst.

3. Dunkelfeld der Delikte

Als Dunkelfeld im polizeilichen Sprachgebrauch werden allgemein die Delikte bezeichnet, die der Polizei nicht zur Kenntnis gelangen. Der Begriff Dunkelfeld ist in der kriminalistisch/kriminologischen Literatur allerdings nicht einheitlich definiert, er ist nicht einmal eindeutig dem kriminologischen Sprachgebrauch zuzuordnen. Das Dunkelfeld wird allgemein als „Informationslücke" beschrieben.[43] Als **Dunkelziffer** wird in diesem Zusammenhang dann das Verhältnis der bekannt gewordenen zu den unentdeckten Fällen – entweder als Verhältniszahl, als Prozentanteil oder in Gesamtzahlen – angegeben.

Darüber hinaus müssen, bezogen auf die strafrechtliche Wertung, für verschiedene Deliktsfelder unterschiedlich hohe Dunkelfelder angenommen werden. Insoweit ist eine generelle Aussage zur Höhe des Dunkelfeldes über alle Deliktsfelder hinweg nichtssagend und in dem hier in Rede stehenden Kontext eher unbedeutend.[44]

Im Bereich der Todesfalluntersuchung kann man von einem **mehrschichtigen,** je nach Fragestellung **differierenden Dunkelfeld**[45] ausgehen, das die einheitliche Antwort auf die Frage nach der Größe dieses Bereiches erschwert. Das Dunkelfeld bezieht sich allgemein auf das **Erkennen** des **Kausalzusammenhangs** zwischen dem Tod eines Menschen und den **Ursachen** für dessen **Ableben,** aber auch auf die Feststellung, ob **ein Todesfall überhaupt** vorliegt (zum Beispiel nicht geklärte Vermisstenfälle). Innerhalb des Kausalzusammenhangs ist für die medizinische Statistik und darauf aufbauende Erkenntnisse die organische Todesursache von Bedeutung. Polizeilich interessiert die Todesursache insoweit, als sie auf **gefahrverursachende Umstände** oder **Verschulden Dritter** (so genannte Tötungsdelikte in allen Ausprägungen (s.o., Tab. 7)) sowie **nichtnatürliche Ursachen** zurückzuführen ist.

Fehldeutungen in **allen** Bereichen (Dunkelfeld) wirken sich nachhaltig und negativ auf die Qualität der Aufgabenwahrnehmung der medizinischen Einrichtungen und Sicherheitsinstitutionen aus. Als besonders schwierig in der ersten Befunderhebung können

---

[43] So erklärt der Duden den Begriff Dunkelziffer schlicht als „unbekannte Anzahl".
[44] Die „Berechnungen" schwanken zwischen 1:3 bis 1:10 über alle Delikte. Allerdings geht man z.B. im Bereich der Kontrollkriminalität von bis zu 1:100 oder 1:500 (Betäubungsmittel-Besitzdelikte, Ladendiebstahl, Erschleichen von Leistungen etc.) aus. Eine Gesamtdunkelzifferzahl ist jedoch für eine tiefergehende Ursachenschau einzelner Dunkelfelder viel zu hoch aggregiert und ruft allenfalls Erstaunen wegen der absoluten Höhe hervor.
[45] So auch für das allg. Dunkelfeld Kube/Störzer/Timm in: Kriminalistik – Handbuch für Praxis und Wissenschaft, Bd. 1, Boorberg Verlag 1992, 11 – 6 ff. und stark differenzierend in Scheib K., ebd., 3 ff.

sich hier Fälle von Pflegevernachlässigung und/oder leichter Gewaltanwendung gegen Pflegebedürftige oder Kleinstkinder herausstellen. Die erwähnte Todesursachenstatistik weist z.B. für das Jahr 2003 372 Fälle des plötzlichen Kindstodes aus, Situationen, die ohne eine Leichenöffnung nur relativ schwierig korrekt zu klassifizieren sind (siehe Teil II. 2).

Zur besseren Erfassung ist die Einteilung in ein **quantitatives** und ein **qualitatives Dunkelfeld** sinnvoll. **Quantitativ** wird dabei der Frage nachgegangen, ob die festgestellten und gezählten Fälle vollständig sind, **qualitativ** werden die angenommenen Kausalzusammenhänge und rechtlichen Bewertungen untersucht.

Die Betrachtung des Dunkelfeldes spielt in der Problemanalyse eine wichtige Rolle. Über die Ursachenfest**stellung der Nicht-Aufdeckung von Tötungsdelikten können Verbesserungsmöglichkeiten für die Zukunft erarbeitet werden.**[46]

3.1 Größe des Dunkelfeldes

Über die Größe des Dunkelfeldes **nichtnatürlicher Todesfälle** ist im deutschsprachigen Raum wenig systematisch geforscht worden. Das geflügelte Kriminalistenwort „Wenn auf jedem Grab, in dem ein unerkannt Getöteter liegt, eine Kerze brennen würde, dann wäre der Friedhof hell erleuchtet", harrt noch immer eines seriösen Nachweises durch eingehendere und systematischere Untersuchungen zu diesem Thema.[47] Mehr noch als bei der Feststellung eines nichtnatürlichen Todes gehen bei der Betrachtung der „Tötungsdelikte" die zugrunde liegenden Daten auseinander. Bei fast keinem Autor[48] wird klar definiert, was denn nun unter **einem Tötungsdelikt** zu verstehen ist: Nur Mord und Totschlag, oder auch Tötung durch Unterlassen, Abtreibung, fahrlässige Tötung

---

[46] Wenn die retrograde Schau von Einzelfällen auch nahezu immer das Versagen von Einzelpersonen zu Tage fördert, so hat dies allenfalls exemplarische Aussagekraft. Erst wenn sich bei systematischer Sichtung von Einzelfällen die Massierung immer wiederkehrender Einzelprobleme zu Problemgruppen oder Bündeln verdichten würden, wäre im Hinblick auf qualitätssichernde Maßnahmen eine strukturierte Intervention möglich und angezeigt.
[47] Vorliegend wird im Wesentlichen auf Brinkmann B. et al: Fehlleistungen bei der Leichenschau in der Bundesrepublik Deutschland. Ergebnisse einer multizentrischen Studie (I und II), Brinkmann B.: Die Kremationsleichenschau - formaler Akt ohne Effizienz?, Scheib K.: Die Dunkelziffer bei Tötungsdelikten aus kriminologischer und rechtsmedizinischer Sicht, – vollständiger Nachweis im Literaturanhang - zurückgegriffen.
[48] Ausnahme Brinkmann ebd., der Mord, Totschlag, Tötung auf Verlangen, Kindstötung und Körperverletzung mit Todesfolge einbezieht und in diesem Deliktsbezug auf ein Dunkelfeld von etwa 1 : 1,2 kommt, im Verhältnis von einem erkannten zu einem unerkannten Delikt.

etc. (s. oben Tabelle 7). Bezogen auf die **absoluten Zahlen** dürfte **das Dunkelfeld der vorsätzlichen Tötungsdelikte** eher geringfügig sein, die **Gewichtigkeit** nicht erkannter Tötungsdelikte für das Rechtsempfinden wiegt allerdings recht schwer.

3.2 Ursachen für Dunkelfelder

Die situativen und personengebundenen **Ursachen für Dunkelfelder im Bereich der Tötungsdelikte** lassen sich schematisch wie folgt darstellen:

1. **Tatsächliches Erkennen (Erkennbarkeit) von Delikten**
   - Personale Opfer, die Auskunft erteilen können, fehlen (Tötung ohne Zeugen).
   - Schädigungen, die eingetreten sind, werden nicht als Straftat erkannt (Unfall, Suizid).

2. **Anzeigenbereitschaft**[49] **in Abhängigkeit von folgenden Faktoren**
   - Vertrauen zur Polizei (Bedrohte Zeugen, negative Vorerfahrungen).
   - Akzeptanz von Rechtsnormen und Wertentscheidung des Anzeigenerstatters im Einzelfall (suizidales Geschehen, Tötung Schwerkranker und Behinderter).
   - Unsicherheit über Verdachtsgründe und Rechtslage, „niemand soll falsch beschuldigt" werden.
   - Gesellschaftliche Rücksichtnahmen im sozialen Umfeld (Arzt – Patientenbeziehung).
   - Zu befürchtende berufliche oder private Nachteile (Fehler im Zusammenhang mit ärztlichen Heilbehandlungen, Pflegeberufe).
   - Täter aus dem engen privaten Umfeld, Beziehungskonflikte und Abhängigkeiten (Täter – Opfer – mögliche Anzeigenerstatter sind sozial eng verbunden).
   - Sich „Heraushalten", Anonymisierung und Individualisierung, Verweigerung der sozialen Einbindung und Verantwortung (Wegsehen, Weghören bei Taten im Umfeld).

---

[49] Über 90 % aller Delikte werden der Polizei durch Anzeigen bekannt. Sinkt diese Quote, erhöht sich naturgemäß das Dunkelfeld und zwar in jedem Deliktsbereich.

IV. Qualitätssicherung der Leichenschau

3. **Einflussnahmen von Straftätern auf die Anzeigenbereitschaft oder Erkennbarkeit**
   - Bedrohung, Einschüchterung (insbesondere Taten im Rotlichtmilieu, organisierte Kriminalität).
   - Beseitigen und Bestechung von Zeugen (Organisierte Kriminalität, Wirtschaftskriminalität).
   - Objektive Verschleierungshandlungen von Straftätern (Beseitigung von Spuren, Vortäuschen anderer Kausalverläufe).

4. **Wehr-, Recht- und Hilflosigkeit von Opfern**
   - Mangelnde Verstandesreife, Abhängigkeit, Pflegebedürftigkeit (Wehrlosigkeit von Opfern heißt auch, dass nur geringe – kaum feststellbare – Gewalt angewandt werden muss, die oftmals schwer zu entdecken ist, ggf. auch Unterversorgung ausreicht).

5. **Qualität der Befunderhebung**
   - Objektive Beweisanzeichen werden nicht erkannt (mangelnde Qualifikation, fehlende Motivation, Stress, Zeitdruck).
   - Vorgetragene anzeigenerhebliche Umstände werden nicht zur Kenntnis genommen (abwimmeln, entmutigen).
   - Die vorliegenden Anzeichen werden juristisch oder formal nicht korrekt erfasst und bewertet (Tod nach Unfall oder ärztlicher Behandlung als natürlicher Tod bescheinigt).

3.3 Kontrollmechanismen

Alle Leichen werden **einer ärztlichen Leichenschau** unterzogen.[50] Ca 20 % aller registrierten Todesfälle werden einer Feuerbestattung zugeführt. Hier findet eine **nochmalige, intensivere Leichenschau** statt.[51] Ferner werden die ca. **85.000 Fälle,** die einer **justiziel-**

---

[50] http://www.medical-tribune.de/GMS/bericht/leichenschau_1, am 26.04.2003, Leichenschau ergab „natürlichen Tod" - trotz Steckschuss, Wie viele Morde bleiben unentdeckt?, MTD, Ausgabe 17 / 2001 S. 27, Kolbeck C. und z.B.: http://www.uni-duesseldorf.de/WWW/AWMF/gb/p_rechts.htm am 24.10.2005
[51] Zur Effektivität siehe Fußnote 47

len/polizeilichen Überprüfung unterzogen werden, nochmals eingehender untersucht.[52] **Obduktionen** (Sektionen) werden als letzter, aber möglicherweise effektivster Filter, für höchstens 2 % aller Todesfälle eines Jahres, also bis etwa 18.000 Untersuchungen, durchgeführt. Dabei sind die Zahlen in den Bundesländern sehr unterschiedlich und tendenziell sinkend. In dieser Zahl enthalten sind die Sektionen in den pathologischen Abteilungen der Krankenhäuser, die zur Klärung der Todesursache, regelmäßig mit Einwilligung der Angehörigen, durchgeführt werden. Diese werden durchschnittlich an 10% der in Krankenhäusern Verstorbenen[53] vorgenommen, in absoluten Zahlen waren dies 1999 etwa 27.000 Fälle.

Mediziner sollen nicht kriminalistisch tätig werden. Intention und Durchführung der Leichenschau ist aber in weiten Bereichen auch eine kriminalistische Tätigkeit. Kriminalistik und Medizin ist kein Gegensatzpaar, sondern eine sinnvolle und sich ergänzende Kombination. Statt unsinnige und kontraproduktive Fronten aufzubauen, sollte vielmehr nach geeigneten Wegen der Kooperation gesucht werden, die ihren Begründungszusammenhang in der Allgemeinwohlbindung beider Tätigkeitsbereiche findet. Im Ergebnis kann dies nur bedeuten, dass der leichenschauende Mediziner auch bei geringen Zweifeln an einem natürlichen Tod die Polizei einschaltet.

Es existiert ein mehrfach gestaffeltes und je nach Fragestellung unterschiedlich strukturiertes Dunkelfeld. Über die Größe des Dunkelfeldes liegen nur wenige verlässliche Untersuchungen vor. Ursachen und Gründe für das Dunkelfeld ähneln denen für die übrige Kriminalität, diese zu kennen und den Willen zu haben, das Dunkelfeld so gering wie möglich zu halten, ist die Kernvoraussetzung für die Qualitätssicherung bei Leichenschauen.

4. Schlussfolgerungen

Als Ergebnis wird man festhalten müssen, dass **die Ursachen** für das Dunkelfeld im Bereich der Todesursachenfeststellung, namentlich der Feststellung von Tötungsdelikten, breit angelegt sind.[54] Zum einen sind sie in der **rechtlich unzufriedenstellenden**

---

[52] Dieser Bereich wird hier qualitativ nicht eingehender untersucht, bietet jedoch mannigfaltige Ansatzpunkte für Verbesserungen. Rücker S. Tote haben keine Lobby, ab Seite 100, mit eindrucksvollen Einzelbeispielen.
[53] Deutsches Ärzteblatt, Jg. 100, Heft 43, 24. Oktober 2003
[54] Insoweit ist die häufig vertretene Meinung, das Dunkelfeld sei überwiegend auf eine mangelnde Qualifikation oder Motivation der handelnden Mediziner zurückzuführen, zu oberflächlich.

IV. Qualitätssicherung der Leichenschau

Situation des Leichenschauwesens und den vielen unterschiedlichen Regelungen in den Bundesländern zu suchen. Die generell vorgeschriebene Leichenschau wird in der überwiegenden Mehrzahl der Fälle von Personen durchgeführt, **die für diese Tätigkeit nicht speziell ausgebildet sind** und häufig wenig Erfahrung mitbringen. Dies führt zu **Unsicherheiten im Umgang mit der Leiche, dem Fundort, den Angehörigen und den staatlichen Untersuchungsorganen**. Ferner herrscht häufig auch **Rechtsunsicherheit und wenig Kenntnis formaler Regeln** des Bestattungswesens. Der **Informationsfluss** zwischen den für die Untersuchung nichtnatürlicher Todesfälle zuständigen Stellen und den ärztlichen Leichenschauern ist wegen unterschiedlicher Aufgabenstellungen **nicht immer ungehemmt**. Insbesondere die ärztliche Seite sieht **sich nicht gerne als „Handlanger" von Kriminalisten und (Straf)juristen**.

Die **soziale und berufliche Einbindung des leichenschauenden Arztes vermag im Einzelfall den objektiven Blick trüben**. Aus nachvollziehbaren Gründen, aber unterschiedlichen Motiven, unternehmen **die an Tötungsdelikten beteiligten Personen häufig alle Anstrengungen, ihre Taten zu verschleiern**. Die Möglichkeit, in unsicheren Ausgangslagen **von der Sektion Gebrauch zu machen, wird relativ wenig genutzt**. Allerdings müssen für eine solche Untersuchung auch Anhaltspunkte, z.B. durch eine professionelle Leichenschau oder sonstige Verdachtsmomente, vorhanden sein. Tendenziell ist zu vermuten, dass insbesondere **die Bereiche der ärztlichen Behandlungsfehler, der häuslichen oder institutionellen Pflege**, der **Klein(st)kindbetreuung** im weitesten Sinne und das **Milieu der nicht registrierten Personen (Nichtsesshafte, Migranten)** für ein höheres Dunkelfeld prädisponiert ist, weil in diesem Bereich die Gründe für ein Dunkelfeld kumulieren.[55] Die z.T. erschreckenden Feststellungen im Bereich der häuslichen Altenpflege, die immer wieder auf Fachkongressen oder in einschlägigen Pressmitteilungen belegt sind, bestätigen dies.

---

[55] Exemplarisch: http://www.altenpflege-tod-und-sterben.de/ und http://www.medical-tribune.de/patienten/news/6092/ und http://www.medical-tribune.de/patienten/news/2142/ am 22.10.2005

5. Empfehlungen für die Leichenschau

5.1 Umfeld

Dem leichenschauenden Arzt stehen in jedem Fall **drei Erkenntnisquellen** zur Verfügung:

a) der Leichnam
b) die gesamtsituativen Aspekte als objektive Befunde
c) Angaben zur Auffinde- und Sterbesituation durch Anwesende, Anrufer und sonstiger Dritter, z.B. Polizei oder Bestatter, als subjektive Befunde.

Eine vierte Erkenntnisquelle kann sich der leichenschauende Arzt aus den Unterlagen zur Krankheitsgeschichte des Verstorbenen selbst oder durch Rücksprache mit anderen Ärzten[56] erschließen.

Ferner sollten allgemeine Kenntnisse über **die Dunkelfeldproblematik, insbesondere dessen mögliche Ursachen,** hinzutreten.

Die ärztliche Schweigepflicht kann mit **Zustimmung von Angehörigen** zweifelsfrei gebrochen werden. Sie kann aber auch im wohlverstandenen Interesse des Verstorbenen gelüftet werden. Jedem Arzt ist es unbenommen, im Wege der Rechtsgüterabwägung zu dem Schluss zu kommen, dass das Interesse der Allgemeinheit an der Aufklärung einer Todesursache und/oder Straftat schwerer wiegt, als das Interesse **der Angehörigen** auf Verschwiegenheit. Insbesondere dann, wenn Gefahren ähnlicher Art für weitere Personen drohen oder aber die Angehörigen gar in die Verursachung des Todesfalles verstrickt sind. Gleichfalls kann **es im Interesse des Verstorbenen** gelegen haben, Anhaltspunkte aus seinem Krankheitsbild, die die Polizei für weitere Ermittlungen benötigt, zur Verfügung zu stellen.

---

[56] So rechtlich verpflichtend zum Beispiel in Berlin, Gesetz über das Leichen- und Bestattungswesen (Bestattungsgesetz) vom 02.11.1973 (GVBl. S. 1830) geändert durch die Gesetze vom 05.03.1987, 09.12.1988, 08.02.1994 und vom 21.09.1995 (GVBl. S. 998, 2263, 71 und 608) geregelt.

IV. Qualitätssicherung der Leichenschau

5.2 Kooperationen

Da jeder Arzt zur Todesfeststellung herangezogen bzw. verpflichtet werden kann, ist eine allgemeine und grundsätzliche Auseinandersetzung mit der Thematik angeraten. Eine gewissenhafte Leichenschau setzt grundsätzliche Kenntnisse der Leichenerscheinungen sowie von Verletzungsbildern voraus.

In erster Linie wird der Arzt die Zusammenarbeit mit den Sicherheitsbehörden suchen müssen. In einigen Bundesländern besteht allerdings nur bei der Annahme eines **unnatürlichen Todes die Verpflichtung die Polizei** zu verständigen, bisweilen ist diese Verpflichtung nicht einmal gesetzlich normiert, sondern Inhalt von Erlassen und Dienstanweisungen. Ferner sind für solche Fälle Verhaltensmaßregeln am „Tatort" normiert, die auf Spurenerhaltung und Dokumentation von Veränderungen abzielen.

Für den Fall der beurkundeten **„ungeklärten Todesursache"** kann dies bedeuten, dass die Polizei erst durch das Gesundheitsamt, womöglich Tage später, von dem Sachverhalt erfährt. **Dies ist sinnwidrig.** Gerade in den Fällen, in denen nur so schwache Indizien für einen unnatürlichen Tod sprechen, dass der leichenschauende Arzt lediglich „Zweifel" hat, ist vermutlich auch nur von einer „sehr schwachen" Spurenlage auszugehen. Umso dringlicher wäre eine sofortige Inaugenscheinnahme durch die Polizei. Selbst wenn den Arzt die Verpflichtung zur Unterrichtung nicht trifft, **ist sie ihm doch unbenommen.** Der Zeitverzug, der im ersten Fall eintritt, ist für polizeiliche Spurensicherungsmaßnahmen kaum noch wettzumachen, möglicherweise sind Spuren sogar uneinbringbar verloren. **Regelmäßig sollte der leichenschauende Arzt bei Zweifeln an der Todesursache deshalb**[57] **die Polizei verständigen.** Der so geäußerte Zweifel bzw. das Eingeständnis, die Todesursache nicht sicher feststellen zu können, ist, wie bereits ausgeführt, rechtlich keinesfalls als Ermittlungsverfahren oder gar „Anzeige" gegen die Vertrauenspersonen des/der Verstorbenen zu werten. **Verantwortliches Handeln** dieser Art ist, wie ebenfalls oben ausgeführt, lediglich Ausdruck **einer gemeinwohlorientierten Aufgabenwahr-**

---

[57] Eine gute Übersicht findet sich auf der Seite http://www.postmortal.de/Recht/Bestattungsrecht-BRD/Bestattungsrecht-Laender/bestattungsrecht-laender.html#FBG. Eine Auskunftspflicht an die Polizei ist zum Beispiel in den Bundesländern Bayern und Mecklenburg-Vorpommern normiert. Verordnung zur Durchführung des Bestattungsgesetzes (Bestattungsverordnung - BestV -) vom 09.12.1970 (GVBl. S. 803), geändert durch Verordnungen vom 26.11.1974 (GVBl. S. 103) und vom 06.11.1993 (GVBl. S. 851), § 4 und Gesetz über das Leichen-, Bestattungs- und Friedhofswesen im Land Mecklenburg-Vorpommern (Bestattungsgesetz - BestattG M-V) vom 03.07.1998 - GS Meckl.-Vorp. Gl. Nr. 2128-1 (GVOBl. M-V S. 617), ebenfalls § 4.

5. Empfehlungen für die Leichenschau

nehmung, zu der die Verpflichtung zur Leichenschau grundsätzlich zu rechnen ist. **Der Arzt** ist im Übrigen **in seiner ärztlichen Entscheidungsfindung frei**. **Polizeiliche Feststellungen** vor Ort mögen auch für seine Beurteilung von Bedeutung sein, aber nur dann, wenn diese Informationen seiner Bewertung entsprechen oder diese ergänzen. **In keinem Fall** sollte sich der Arzt hier in eine bestimmte Richtung drängen lassen. Für das **ärztliche Fachurteil** trägt nur er die Verantwortung.

V. Honorarabrechnung für ärztliche Leichenschau und Todesbescheinigung
- Rechtsgrundlagen und besondere Fallgestaltungen -

Dr. jur. G. Steinhilper

1. Die gesetzlichen Grundlagen für die ärztliche Leichenschau

In der Bundesrepublik Deutschland regeln das Friedhofs- und Bestattungswesen die Länder[58], nicht der Bund (Art. 70 Abs. 1 GG). Die Regelungen sind unterschiedlich, im Ergebnis schreiben sie jedoch ähnliche Verfahrensabläufe, Untersuchungsinhalte, Informations- und Anzeigepflichten sowie Dokumentationspflichten (im Totenschein) vor. Nach den sog. „Bestattungsgesetzen" darf ein toter Mensch grundsätzlich erst dann beerdigt[59] werden, wenn sein Tod festgestellt (Leichenschau), eine Todesbescheinigung ausgestellt, diese beim Standesamt eingereicht und der Sterbefall dort registriert[60] ist. Als **Leichenschau** wird dabei die ärztliche Untersuchung einer menschlichen Leiche[61]

---

[58] Die Ländergesetze sind aufgeführt bei Uhlenbruck/Ulsenheimer, in: Laufs/Uhlenbruck (Hrsg.):, Handbuch des Arztrechts, 3. Aufl. 2003, S. 1179 (1184 f); s. auch Mallach/Weiser, in: Kamps/Laufs (Hrsg.): Arzt und Kassenarztrecht (Festschrift für Narr) 1988, S. 64 f; erg. s. Dettmeyer/Madea, in: Kritische Vierteljahresschrift 2004, S. 349 ff; die jeweils neueste Fassung der Bestattungsgesetze (einschließlich der ergänzenden Durchführungsbestimmungen/Verordnungen) ist über das Internet unter der Adresse www.postmortal.de abrufbar. Zur ärztlichen Leichenschau und der Totenbescheinigung nach dem Bestattungsgesetz NRW s. neuerdings Hefer/Wenning in: Westfälisches Ärzteblatt 2006, Heft 7, S. 8 ff und Heft 8, S. 10 ff.

Von der hier behandelten ärztlichen Leichenschau sind zu unterscheiden die gesetzlich vorgesehene Obduktion (Grundlage: §§ 87 – 91 StPO sowie § 159 StPO), Autopsie, Nekroskopie und die Sektion (zum Umfang der gerichtlichen Obduktion s. § 89 StPO); zu weiteren Formen s. statt aller Uhlenbruck/Ulsenheimer aaO., S. 1186 m.w.N.

[59] Gemeint ist die sog. Erdbestattung. Anders geregelt ist (länderunterschiedlich) die Feuerbestattung (Grundlage ist hier nach wie vor das Gesetz über die Feuerbestattung vom 15.05.1934 (RGBl I, 380) i.V.m. der DVO vom 10.08.1938 (RGBl I, 519), soweit nicht landesrechtlich abweichende Regelungen verabschiedet sind). Sie erfordert i.d.R. (Ausnahme z.B.: Bayern; vgl. § 8 BestV) eine (zusätzliche) Feuerbestattungsleichenschau durch den zuständigen Amtsarzt. Anders geregelt ist auch die sog. Seebestattung.

[60] Nach § 39 PStG (vom 08.08.1957 – BGBl. I, 1125, zuletzt geändert am 21.08.2002 – BGBl. I, 3322) darf der Verstorbene vor einer Eintragung in das Sterbebuch nur mit ortspolizeilicher Genehmigung bestattet werden.

[61] Der Begriff wird in den länderspezifischen Bestattungsgesetzen i.d.R. nicht näher definiert. In einigen Ländern unterliegen Fehl- und Totgeburten der Leichenschaupflicht (z.T. abhängig von der Länge oder vom Gewicht der Totgeburt - mindestens 500 g -; z.T. auch von der Dauer von Lebenszeichen). Nach der VO zur Ausführung des PStG ist eine Totgeburt ab Geburtsgewicht von 1000 g meldepflichtig. Erwogen wird in einigen Länderparlamenten Beerdigungspflicht (vgl. die Initiative in Bayern; Ärzte-Zeitung 20.06.2003). In Baden-Württbg., Bayern und Niedersachsen unterliegt auch die Totgeburt ab einer Länge von 35 cm dem Leichenschaurecht.

V. Honorarabrechnung für ärztliche Leichenschau und Todesbescheinigung

bezeichnet, mit Feststellung des Todes, des Todeszeitpunktes, der Todesursache und der Todesart.[62]

Nach der (vollständigen) Leichenschau und abschließenden Feststellung des Todes[63] ist eine **Todesbescheinigung** auszustellen. Z.T. wird statt des Begriffes Todesbescheinigung auch der Begriff „Totenschein" oder der Ausdruck „Leichenschauschein" verwendet. Inhaltlich bestehen insoweit keine Unterschiede.
Berechtigt dazu sind alle approbierten Ärzte[64] (in Baden-Württemberg, Bayern, Berlin und Niedersachsen; in bestimmten Situationen ist auch der „Arzt im Praktikum" befugt). Zur Leichenschau und Todesfeststellung sowie der anschließenden Ausstellung einer Totenbescheinigung **verpflichtet** sind – unter Beachtung länderspezifischer Voraussetzungen (vgl. die jeweiligen Bestattungsgesetze) –:

- **Privat-** und **Vertragsarzt** (unabhängig von der Fachrichtung); z.T. ist die Pflicht räumlich begrenzt (z.B. Bayern)
- **Notfallarzt** im organisierten ärztlichen Notfalldienst[65]
- **angestellter** oder **beamteter** Arzt eines Krankenhauses[66]
- **Notarzt im Rettungsdienst**, soweit das Landesgesetz ihn nicht von der Bestattungsleichenschau ausschließt und ihn nur zur Feststellung des Todes und eine Dokumentation in einer „Todesbescheinigung ohne Ursachenfeststellung" (vorläufige Todesbescheinigung) verpflichtet[67]
- **Ärzte** der unteren Gesundheitsbehörde (Gesundheitsämter).

---

[62] Vgl. erg. Geerds, MedR 1984, 172; Rieger, Lexikon des Arztrechts, 1984, RdNr. 1147; Uhlenbruck/Ulsenheimer aaO. (FN 58), S. 1183 m.w.N. Zu den Begriffsbetimmungen s. auch oben S. 5 f.
[63] S. dazu die ausführliche Übersicht zu medizinischer und rechtswissenschaftlicher Literatur bei Uhlenbruck/Ulsenheimer aaO. (FN 58), S. 1179 ff. Grundlegend zu Fragen der ärztlichen Leichenschau Madea (Hrsg.), Die Ärztliche Leichenschau, 1999.
[64] Grundlage: § 2 Abs. 1 BÄO. Ein besonderer Fachkundenachweis für Leichenschauen ist nicht erforderlich.
[65] Vgl. dazu Mallach/Narr, DMW 1980, 561; Mallach/Weiser aaO. (FN 58), S. 69.
[66] Z.T. im Gesetz ausdrücklich geregelt (vgl. z.B. § 20 BestG Baden-Württemberg; § 3 BestG Berlin; § 11 BestG Rheinland-Pfalz). Ansonsten i.d.R. ausdrücklich im jeweiligen Anstellungsvertrag mit dem Krankenhaus so vorgesehen. Die Übertragung der Leichenschau auf angestellte Krankenhausärzte ist zulässig (zu dieser Problematik mit Nachweisen der Rechtsprechung des BAG Rieger aaO. (FN 62), RdNr. 1159); zur Leichenschau im Krankenhaus s. erg. Püschel/Kappus/Janssen, Arzt und Krankenhaus 1987, 101 ff; erg. s. Mallach/Weiser aaO. (FN 58), S. 68 f m.w.N.
[67] So z.B. Baden-Württemberg, Bayern, Brandenburg, Bremen, Hamburg, Mecklenburg-Vorpommern, Rheinland-Pfalz, Sachsen, Schleswig-Holstein; zur vorläufigen Todesbescheinigung s. unten Ziffer III 2. Zum Rettungsdienst allgemein, zu Rechtsgrundlagen, Organisation, Teilnahmepflichten und Haftungsfragen s. Rieger (Hrsg.), Lexikon des Arztrechts, 2. Aufl. 2002, Nr. 4540.

1. Die gesetzlichen Grundlagen für die ärztliche Leichenschau

In Bremen, Niedersachsen, Saarland und Schleswig-Holstein ist es dem Arzt, dem ein Todesfall gemeldet wird, freigestellt, ob er die Leichenschau übernimmt.

Daneben gibt es Leichenschauen, zu denen ausnahmsweise auch Nichtärzte berechtigt sind; z.B. nach § 87 Abs. 1 Satz 2 StPO der Staatsanwalt oder hilfsweise der Richter, oder auch die kriminalpolizeiliche Leichenschau, nach der medizinischen Leichenschau, aus Ermittlungsgründen.[68] Diese Leichenschauen ersetzen nicht die Bestattungsleichenschauen.

Ist kein Arzt erreichbar, der die nach dem Gesetz vorgesehene vollständige Leichenschau durchführen kann (wird z.B. der Notfalldienstarzt im organisierten Notfalldienst zu einem anderen dringenden Arztbesuch anlässlich eines Unfalls gerufen), ist nach den Bestattungsgesetzen i.d.R. ein Arzt der für den Sterbeort zuständigen unteren Gesundheitsbehörde zur Leichenschau verpflichtet. In der Praxis tritt dieser Fall jedoch so gut wie nie ein, da auf Grund der Dienstpläne in Krankenhäusern, der Sprechstundenzeiten in der ambulanten vertragsärztlichen Versorgung und der Einsatzbereitschaft des organisierten Notfalldienstes in den sprechstundenfreien Zeiten (also auch an Wochenenden und Feiertagen) ein „anderer Arzt" im Zweifel eher erreichbar ist, als ein Mitarbeiter des Gesundheitsamtes.

Von der **Pflicht** zur Leichenschau ausgenommen ist jeweils der Arzt, der bei einem Patienten stationär oder ambulant einen Eingriff oder eine Behandlung mit Todesfolge beim Patienten durchgeführt hat. Der Arzt würde sich durch die Todesfeststellung und die Eintragung in der Todesbescheinigung u.U. einer Straftat bezichtigen müssen und damit zu einer Strafverfolgung gegen sich selbst beitragen. Hierzu ist er nicht verpflichtet. Der Arzt würde nämlich wegen der Meldepflicht gegenüber Polizei und Staatsanwaltschaft bei „nichtnatürlichem Tod" in einen für ihn nicht lösbaren Gewissenkonflikt geraten. Bei Behandlungsfehlern, die zum Tode seines Patienten geführt haben, ist der behandelnde Arzt allerdings auch **berechtigt**, die Leichenschau selbst durchzuführen.[69]

---

[68] Zur Leichenschau im kriminalistischen Sinne s. Geerds aaO. (FN 62), S. 174 m.w.N. Zur „Ermittlungspflicht des Staatsanwalts in Todesfällen" s. den gleichnamigen Beitrag von Maiwald, in: NJW 1978, 561 ff. Zu Fehlleistungen bei der Leichenschau s.u.a. Brinkmann, in: Archiv Kriminologie 1997, 2 ff. und 65 ff. S. auch oben S. 95 ff.

[69] Dies ist z.T. gesetzlich ausdrücklich geregelt (vgl. Art. 2 Abs. 3 Bayerisches BestG); der Grundsatz gilt nach h.M. auch ohne ausdrückliche gesetzliche Regelung (analog § 55 StPO); vgl. Mallach/Weiser aaO. (FN 58), S. 70; Uhlenbruck, ArztR 1975, 182 (184 f) und die Nachweise bei Uhlenbruck/Ulsenheimer aaO. (FN 58), S. 1190; in diesem Sinne auch Rieger aaO. (FN 62), RdNr. 1147. (Händel, Med. Klinik 1970, 2118 (2119)).

V. Honorarabrechnung für ärztliche Leichenschau und Todesbescheinigung

Zum Teil wird gefordert, dass auch der (Haus-)Arzt, der den Patienten bis zu seinem Tode behandelt hat, von der Pflicht zur Leichenschau befreit wird, da die eingehende (auch rektale) Untersuchung nach den Bestattungsgesetzen den Arzt in moralisch-ästhetische Konflikte bringen kann.

2. Umfang der Leichenschau

Der Umfang der Leichenschau ist landesgesetzlich unterschiedlich detailliert geregelt; in der Zielrichtung stimmen die Gesetze jedoch weitgehend überein. Die Leichenschau umschließt danach u.a. folgende Feststellungen:

- **Eintritt** des Todes
- **Todeszeit** (möglichst genau wegen späterer Beweisbedeutung)
- **Todesart** (natürlicher Tod infolge einer bestimmt zu bezeichnenden Krankheit nach ärztlicher Behandlung; Anzeichen für einen gewaltsamen Tod)
- **Todesursache.**[70]

Festzustellen ist auch, ob Umstände vorliegen, die Maßnahmen zur Abwehr übertragbarer Krankheiten[71] erfordern. Tote dürfen daher erst nach der Leichenschau und nach Ausstellung der Todesbescheinigung in eine Leichenhalle verbracht werden (vgl. z.B. § 11 Abs. 2 BestG NRW)
Die Leichenschau muss der Arzt unverzüglich nach Erhalt der Anzeige eines Todesfalles durchführen.[72] **Unverzüglich** heißt dabei „ohne schuldhaftes Zögern" (vgl. § 121 BGB), nachdem der Arzt über den Todesfall unterrichtet und um die Leichenschau gebeten wurde. Nur ärztliche Maßnahmen, die nach einer Güterabwägung gegenüber der Leichenschau vorrangig sind, dürfen vorgezogen werden. Dies gilt z.B., wenn der Arzt nach der Anzeige eines Todesfalles zu einem anderen Unglücksfall oder zu einem Patienten mit einer lebensbedrohenden oder gravierenden Krankheit gerufen wird, deren Behandlung

---

[70] Zu rechtsmedizinischen Fragen vgl. z.B. Mallach/Weiser aaO. (FN 58), S. 77ff., zur Sorgfaltspflicht des ärztlichen Leichenbeschauers s. beispielsweise Peschel/Priemer/Penning, DMW 1997, 171 ff.

[71] S. Infektionsschutzgesetz v. 20.07.2000 (BGBl. 2000 I, 1045).

[72] Die Handlungspflicht des Arztes ist in den Bestattungsgesetzen der Länder sehr unterschiedlich geregelt (s. z.B. § 9 Abs. 3 BestG NRW, wonach die Todesbescheinigung dem zur Bestattung Verpflichteten auch unverzüglich auszuhändigen ist). Z.T. ist es dem Arzt, dem ein Todesfall gemeldet wird, freigestellt, ob er die Leichenschau vornimmt oder nicht. In Bayern besteht die Pflicht zur Leichenschau nur innerhalb bestimmter örtlicher Grenzen.

2. Umfang der Leichenschau

keinen Aufschub duldet. Wird der Arzt während der Sprechstunde zu einer Leichenschau gerufen, kann er begonnene Behandlungen (z.B. einen kleinen chirurgischen Eingriff) beenden; er ist aber nicht berechtigt, zunächst die gesamte Sprechstunde „abzuarbeiten" und dann erst den Toten aufzusuchen.

In einzelnen Ländern sind gesetzliche Fristen genannt, innerhalb derer eine Leichenschau durchzuführen ist (2, 6, 12 oder spätestens binnen 12 Stunden). Todesfeststellungen sind mit der erforderlichen Sicherheit grundsätzlich erst zwei Stunden nach dem Eintritt des Todes möglich.

Der Arzt muss die Leiche **selbst** besichtigen und untersuchen. Er darf diese Aufgabe nicht an (ärztliches oder nichtärztliches) Hilfspersonal (ganz- oder teilweise) übertragen.

Unterschiedlich geregelt ist auch die Pflicht eines Leichenschauarztes, einen bestimmten Personenkreis über das Ergebnis des Todes eines Menschen zu unterrichten. In der Regel besteht diese Auskunftspflicht gegenüber Angehörigen des Verstorbenen. In einzelnen Bundesländern sind zur Auskunft über den Tod auch folgende Personen verpflichtet: Personen, die den Verstorbenen unmittelbar vor seinem Tode behandelt oder gepflegt haben, Angehörige, Hausgenossen, Pflegepersonen des Verstorbenen und Personen, die bei seinem Tod anwesend waren. Ein Auskunftsverweigerungsrecht kann bestehen, wenn durch die Auskunft die Gefahr einer strafrechtlichen Verfolgung entsteht (§ 55 StPO analog).[73]

Stellt der Leichenschauarzt Anzeichen für einen „**nichtnatürlichen Tod**"[74] fest, so ist er nach den landesrechtlichen Vorschriften verpflichtet, Polizei und/oder Staatsanwaltschaft hierüber zu unterrichten. Der Umfang dieser Mitteilungspflicht variiert in den einzelnen Bundesländern. Der Ausdruck „nichtnatürlicher Tod" ist nicht begriffsscharf. Bei Mord und Totschlag sowie Körperverletzung mit Todesfolge ergeben sich Hinweise zu einem Anfangsverdacht in der Regel aus den äußeren Umständen, unter denen die Leiche vorgefunden und beschaut wird. Die Anzeigepflicht ist dann für den Arzt relativ leicht zu erkennen. Schwieriger ist es, wenn dem Tod des Verstorbenen eine ärztliche

---

[73] Strittig ist, ob die ärztliche Schweigepflicht der Auskunftspflicht entgegensteht oder die Auskunftspflicht auf bestimmte Personen und Sachverhalte beschränkt ist. Zu der Literatur dazu s. Uhlenbruck/Ulsenheimer a.a.O. (FN 58), S. 1179 ff., ferner Dettmeyer/Madea, NStZ 1999, 605 ff (zu der Entscheidung des LG Berlin NStZ 1999, 86) m.w.N. Zur strafrechtlichen Verantwortlichkeit des Arztes im Zusammenhang mit der Ausstellung einer Todesbescheinigung s. a. Kahlo, NJW 1990, 1521 ff. (gegen AG Wennigsen NJW 1989, 786).
[74] Zur Definition „natürlicher, unnatürlicher, unklarer Tod" s. insbes. den gleichnamigen Beitrag von Brinkmann/Püschel, in MedR 1991, 233 ff.; erg. s. oben S. 31 ff.; s. dort auch Ausführungen zum Dunkelfeld (S. 103 ff.).

Behandlung vorausging und der Tod auf Grund eines Behandlungsfehlers eingetreten ist oder eingetreten sein könnte. Dies erfordert vom mit der Leichenschau befassten Arzt besondere Sorgfalt bei der Überprüfung und Registrierung aller Merkmale. Eine Meldepflicht besteht indessen auch in diesen Fällen.[75]

3. Ärztliche Todesbescheinigung

3.1 Endgültige Todesbescheinigung

Nach der vollständigen Leichenschau ist eine **Todesbescheinigung** auszustellen.[76] Hierfür sind amtliche, aber landesunterschiedliche Vordrucke zu verwenden. In der Praxis lösen diese Durchschreibsätze immer wieder heftige Diskussionen über die Sinnhaftigkeit und Genauigkeit der abgeforderten Daten aus. Rechtsgrundlage sind die jeweiligen Durchführungsbestimmungen zu den Bestattungsgesetzen.

Die Todesbescheinigung besteht grundsätzlich aus zwei Teilen:

a) **Offener Teil**

Dieser Teil enthält insbesondere Angaben zur Person des Verstorbenen; die Angaben dienen dazu, über die Registrierung des Sterbefalles beim zuständigen Standesamt die Freigabe der Leiche zur Bestattung zu erlangen. Dieser Teil der Todesbescheinigung wird den Angehörigen des Verstorbenen bzw. dem beauftragten Bestatter übergeben.

b) **Vertraulicher Teil**

Der vertrauliche Teil der Todesbescheinigung ist Grundlage für die amtliche Todesursachenstatistik (mit medizinischen Angaben) und dient der öffentlichen

---

[75] Führt eine Operation zum Tod des Kranken, so handelt es sich dabei um einen nichtnatürlichen Tod, der zu melden ist (in diesem Sinne Händel, Med. Klinik 1970, 2218 (2222); Spann DMW, 1980, 1705). Die Auffassung ist indessen nicht unbestritten (s. Uhlenbruck, ArztR 1975, 182 (186 f.)). Auch Rieger (Lexikon des Arztrechts 1984, Rdnr. 1149) äußert rechtliche Bedenken gegen diese uneingeschränkte Meldepflicht des Leichenschauarztes.
[76] Zu den medizinischen und rechtlichen Fragen beim Ausstellen des Leichenschauscheines s. u.a. den gleichnamigen Beitrag von Brettel, DÄ 1982, Heft 40, S. 36; ferner Trube-Becker, in Versicherungsmedizin 1991, 37 ff. und Madea/Dettmeyer, in DÄ 2003, S. A3161 ff, Heft 100. Z.T. gibt es auf Länderebene spezielle Anleitungen zum Ausfüllen der Vordrucke „Todesbescheinigung" (s. z.B. für NRW Ministerialblatt NRW Nr. 37 v. 09.09.2003).

Gesundheitsvorsorge. Den vertraulichen Teil der Todesbescheinigung hat der Arzt unmittelbar an das für den Sterbeort zuständige Gesundheitsamt zu senden. Da dieser Teil auch vertrauliche Informationen über den Verstorbenen enthält, darf er **nicht** an den Bestatter übergeben werden (Verstoß gegen die ärztliche Schweigepflicht).

3.2 Vorläufige Todesbescheinigung

Ärzte im Rettungsdienst sind auf Grund landesgesetzlicher Regelungen z.T. ausdrücklich von der Verpflichtung zur (vollständigen) Leichenschau und damit auch von der Ausstellung einer endgültigen Todesbescheinigung ausgeschlossen. In diesen Fällen kommt eine „**vorläufige Todesbescheinigung**" in Betracht. Sie enthält (landesunterschiedlich) i.d.R. nur Angaben zu:

- Person des Toten (Personalien)
- Identifizierung des Toten
- Zeichen des Todes
- Auffindeort und ggf. Zeitpunkt des Todes.

Auch die „vorläufigen Todesbescheinigungen" sind in der Praxis heftig umstritten, insbesondere die Frage, ob sich neben den Notärzten im Rettungsdienst auch andere zur Leichenschau verpflichtete Ärzte (insbes. Notfalldienstärzte im organisierten ärztlichen Notfalldienst) darauf beschränken dürfen.

Voraussetzung für eine nur vorläufige Todesbescheinigung ist, dass eine gründliche Leichenschau nicht möglich ist, aber dennoch eine ärztliche Bestätigung des Todesfalles verlangt wird. In diesen Fällen ist der Arzt nicht zu einer vollständigen Leichenschau einschließlich der Beurteilung von Todesart und Todesursache verpflichtet. Die Möglichkeit einer nur vorläufigen Todesbescheinigung gilt **nicht** für Notfalldienstärzte im organisierten ärztlichen Notfalldienst oder Hausärzte

4. Rechtswirkung der ärztlichen Todesbescheinigung

Ein Toter darf grundsätzlich nur nach Vorlage einer ärztlichen Todesbescheinigung bestattet werden. Ausnahmen sind nur mit Genehmigung oder auf Anordnung der örtlichen Ordnungsbehörden zulässig.

V. Honorarabrechnung für ärztliche Leichenschau und Todesbescheinigung

Die Beschaffung der ärztlichen Todesbescheinigung ist Aufgabe der Angehörigen des Toten; dies sind Ehegatte, Abkömmlinge, Eltern und Geschwister. Hilfsweise trifft diese Pflicht auch andere Personen, z.B. solche, in deren Wohnung oder Gebäude sich der Todesfall ereignet hat, wie Hauseigentümer oder Verwalter, Anstalts- bzw. Heimleiter, Firmen- oder Abteilungsleiter, Schiffs- und Zugführer, Flugkapitän.

Die Todesbescheinigung ist eine **öffentliche Urkunde**, die besonderen strafrechtlichen Schutz genießt. Ihr Inhalt muss daher korrekt sein. Insoweit gelten für den Arzt erhöhte Sorgfaltspflichten. Bewusst falsche Eintragungen können nach § 271 StGB (**mittelbare Falschbeurkundung**)[77] und § 258 StGB (**Strafvereitelung**) strafbar sein, auch als Versuch. Sollen mit der falschen Todesbescheinigung vermögensrechtliche Ansprüche realisiert werden (z.B. Versicherungsleistungen), kommt auch **Betrug** (evtl. bloße Teilnahme: Anstiftung oder Beihilfe) in Betracht (§ 263 StGB).

Die Todesbescheinigung ist von dem Arzt, der die Leichenschau durchgeführt hat, zu unterschreiben und unverzüglich an den weiterzuleiten, der zur Bestattung verpflichtet ist. Mehrkosten, die durch eine verspätete Weitergabe entstehen, hat der Arzt zu tragen.

5. Abrechnung der Leichenschau und der ärztlichen Todesbescheinigung

Die Leichenschau ist **keine** Leistung der gesetzlichen Krankenversicherung, denn mit dem Tode des Versicherten endet auch dessen Mitgliedschaft in der gesetzlichen Krankenversicherung. Die Leichenschau und die Ausstellung der ärztlichen Todesbescheinigung sind daher **nicht** Bestandteil des **Einheitlichen Bewertungsmaßstabes** (EBM) und folglich auch nicht über die Kassenärztlichen Vereinigungen (KVen) abrechenbar.

---

[77] Falschbeurkundung liegt auch vor, wenn der Leichenbeschauer natürlichen Tod in die Todesbescheinigung einträgt, obgleich ein ärztlicher Behandlungsfehler zum Tode geführt hat (s. Uhlenbruck, ArztR 1975, 186).

5. Abrechnung der Leichenschau und der ärztlichen Todesbescheinigung

5.1 Abrechnung nach Nr. 100 GOÄ

Die vollständige Leichenschau und die Ausstellung einer (endgültigen) ärztlichen Todesbescheinigung ist nach **Nr. 100** der Gebührenordnung für Ärzte (**GOÄ**) abzurechnen.[78] Die Leistungslegende lautet:

> „**Untersuchung eines Toten – einschließlich Feststellung des Todes und Ausstellung des Leichenschauscheines**"

Wird nur ein **vorläufiger Leichenschein** (nach unvollständiger Leichenschau; also ohne Feststellung der Todesursache) ausgestellt (insbesondere von Ärzten im öffentlichen Rettungsdienst), ist die Gebühr nach Nr. 100 GOÄ nicht ansetzbar. In diesem Fall ist berechnungsfähig[79] nur:

für die Ausstellung des vorläufigen Leichenscheines (kurze Bescheinigung)	Nr. 70 GOÄ analog
einfacher Satz:	2,33 €
2,3facher Satz:	5,36 €
3,5facher Satz:	8,16 €

a) Steigerungssatz

Die Höhe der Gebühr nach Nr. 100 GOÄ bemisst sich nach § 5 GOÄ zwischen dem einfachen und dem dreieinhalbfachen Gebührensatz. Innerhalb dieses Gebührenrahmens richtet sich die Höhe nach den individuell-konkreten Umständen des Einzelfalles. Berücksichtigungsfähig sind nach § 5 GOÄ jedoch nur besondere Schwierigkeiten und der erhöhte Zeitaufwand für die Leichenschau (Abs. 2). Schwierigkeit und Zeitaufwand sind dabei näher zu beschreiben und zu dokumentieren, soll von dem sog. Einfachsatz abgewichen werden. Der „Regelhöchstsatz" beträgt bei der Nr. 100 GOÄ das 2,3fache (§ 5 Abs. 2 GOÄ). Der 3,5fache Satz ist nur in extremen Ausnahmefällen denkbar.

---

[78] Eingeführt durch die 4. Änderungsverordnung zur GOÄ; in Kraft seit 01.01.1996; jetzt gültig i.d.F. v. 01.01.2003.
Zur Abrechnung der Nr. 100 GOÄ s. erg. die Mitteilung der Bundesärztekammer in DÄ 2001, S. A 1711.

[79] Nicht abrechenbar ist die Nr. 7 GOÄ. Diese setzt die körperliche Untersuchung eines Kranken voraus (a.A. wohl Wezel/Liebold, Handkommentar BMÄ, EGO und GOÄ, Stand: 01.04.2003, S. B 79).

Dr. jur. Gernot Steinhilper

V. Honorarabrechnung für ärztliche Leichenschau und Todesbescheinigung

In einfach gelagerten Fällen gilt also der Steigerungsfaktor 1. Wird der Arzt wegen besonderer Dringlichkeit aus laufendem Praxisbetrieb zu einer Leichenschau gerufen, ist die Nr. 100 GOÄ mit einem höheren Steigerungssatz ansetzbar. Dasselbe gilt für Leichenschauen an Wochenenden, Feiertagen und nachts. Nach der Mitteilung der Bundesärztekammer[80] können auch andere Umstände einen höheren Steigerungsfaktor begründen, z.B. Untersuchung der Leiche unter erschwerenden ärztlichen Verhältnissen (ausgeprägte Adipositas oder Verwesung der Leiche).

Leistung	Geb. Nr. nach GOÄ	einfacher Satz	1,8fach	2,5fach	3,5fach
Leichenschau und Todesbescheinigung	100	14,57 €	26,23 €	36,48 €	50,99 €

b) **Zuschläge, Auslagen etc.**

Neben der Nr. 100 GOÄ können Zuschläge nicht gesondert berechnet werden. Auch Auslagen sind nur unter den engen Voraussetzungen des § 10 GOÄ erstattungsfähig (z.B. Telefonkosten, Porti). Nicht erstattungsfähig sind demgegenüber Kleinmaterialien, Desinfektions- und Reinigungsmittel, Einzelartikel etc. (ausdrücklich aufgeführt in § 10 Abs. 2 GOÄ).

Auch die Kosten für den Versand der Honorarrechnung für die Leichenschau sind nicht gesondert berechenbar (§ 10 Abs. 3, letzter Satz GOÄ).

5.2 Wegegeld nach GOÄ

Erbringt ein Arzt die Leistung nach Nr. 100 GOÄ (Leichenschau) außerhalb seiner Arbeitsstätte (Vertragsarztpraxis, Privatarztpraxis oder Krankenhaus) oder außerhalb seiner Wohnung, so stehen ihm für die zurückgelegte Wegstrecke (Arbeitsstätte/Wohnung – Ort der Leichenschau) Wegegelder zu. In den „Allgemeinen Bestimmungen" vor Nr. 100 GOÄ heißt es dazu ausdrücklich:

---

[80] DÄ 2001, S. A 1711.

5. Abrechnung der Leichenschau und der ärztlichen Todesbescheinigung

„Begibt sich der Arzt zur Erbringung einer oder mehrerer Leistungen nach den Nummern 100 bis 107 außerhalb seiner Arbeitsstätte (Praxis oder Krankenhaus) oder seiner Wohnung, kann er für die zurückliegende Wegstrecke Wegegeld nach den Nummern 71 bis 74 und 81 bis 84 berechnen."[81]

Das Wegegeld ist in seiner Höhe von der Entfernung zum Ort der Leichenschau abhängig (s. § 8 GOÄ):

„(1) Der Arzt kann für jeden Besuch ein Wegegeld berechnen. Das Wegegeld beträgt für einen Besuch innerhalb eines Radius um die Praxisstelle des Arztes von

1.	bis zu zwei Kilometern	3,58 EUR
	bei Nacht (zwischen 20 und 8 Uhr)	7,16 EUR
2.	mehr als zwei Kilometern bis zu fünf Kilometern	6,65 EUR
	bei Nacht	10,23 EUR
3.	mehr als fünf Kilometern bis zu zehn Kilometern	10,23 EUR
	bei Nacht	15,34 EUR
4.	mehr als zehn Kilometern bis zu 25 Kilometern	15,34 EUR
	bei Nacht	25,56 EUR"

Zugrunde zu legen ist dabei nicht die tatsächliche gefahrene Zahl von Kilometern (evtl. mit Umwegen). Entscheidend ist allein, ob sich der Ort der Leichenschau innerhalb eines Radius von 2, 5, 10 oder mehr Kilometern von dem Ort befindet, von dem er zur Leichenschau gerufen wurde (Praxissitz, Arbeitsstätte oder Wohnung – so ausdrücklich § 8 Abs. 2 GOÄ). Die näheren Modalitäten sind in den Bestimmungen A II § 4 E-GO festgelegt.

Das Wegegeld fällt an, auch wenn ein Auto oder ein anderes Fahrzeug nicht benutzt wurde. Wird der Arzt daher z.B. zu einem Todesfall in kurzer Entfernung von seiner Praxis oder seinem Wohnort gerufen, ist ein Wegegeld nach § 8 GOÄ abrechenbar.

---

[81] Identisch mit § 8 Abs. 1 GOÄ. Die Grundsätze der sog. Reiseentschädigung (bei Fahrten von mehr als 25 km; s. § 9 = Nr. 86 – 91 GOÄ) sind für die Leichenschau nicht anwendbar.

V. Honorarabrechnung für ärztliche Leichenschau und Todesbescheinigung

Die Wegegelder sind feste Beträge (in EUR). Ein Steigerungssatz nach § 5 GOÄ ist nicht zulässig. Auslagen sind nicht gesondert erstattungsfähig, da es sich beim Wegegeld um einen pauschalierten Auslagenersatz handelt.

Das Wegegeld ist in seiner Höhe nicht nur von der Entfernung, sondern auch von der jeweiligen Tageszeit abhängig. Am Tage ist das Wegegeld geringer (vgl. Übersicht oben), in der Nacht höher; als Nacht gelten dabei die Zeiten zwischen 20.00 Uhr und 8.00 Uhr morgens.

5.3 Besuchsgebühr nach Nr. 50 GOÄ in aller Regel nicht neben Nr. 100 GOÄ abrechenbar

Der Leistungsinhalt nach Nr. 100 GOÄ umschließt die Untersuchung eines Toten. Schon vom Wortlaut her verbietet es sich daher, im Zusammenhang mit der Leichenschau auch eine **Besuchsleistung** nach **Nr. 50 GOÄ zusätzlich** abzurechnen.[82] Gegenstand dieser Gebührennummer ist nämlich eine Beratung und eine symptombezogene **Untersuchung eines Kranken**. Diese ist bei einem Toten nicht mehr möglich.

Wird ein Arzt mithin zu jemanden gerufen, der schon zum Zeitpunkt der Anforderung des Arztes tot ist, kann sein Besuch nicht mehr zusätzlich neben Nr. 100 GOÄ abgerechnet werden. War der Patient im Zeitpunkt der Anforderung des Arztbesuches indessen noch nicht tot und verstarb er erst später, so begibt sich der Arzt zur Behandlung eines Kranken von seiner Praxisarbeitsstätte oder seiner Wohnung weg; seine Besuchsleistung ist nach Nr. 50 GOÄ abrechenbar. Daneben fallen Wegegelder nach § 8 GOÄ an.

---

[82] Etwas „großzügiger" in der Auslegung: Wezel/Liebold aaO. (FN 79), S. B 77 f.; danach sei die Abrechenbarkeit der Besuchsgebühr „im Regelfall" gegeben; ausgenommen sei nur der Fall, dass „zum Zeitpunkt des Anrufs schon mit Sicherheit feststand, dass der Patient bereits verstorben war". Diese Interpretation widerspricht den Mitteilungen der Bundesärztekammer zur Einführung der Nr. 100 GOÄ (DÄ 2001, S. A 1711) und der Auffassung von Brück/Hoffmann/Lang, Kommentar zur GOÄ.
Missverständlich waren insoweit auch die die Vorschläge „Bielefelder Hausärzte" (Westfälisches Ärzteblatt 2002, Heft 2, S. 12); danach konnte für den Arzt der Eindruck entstehen, als sei die Besuchsgebühr in jedem Fall neben der Leistung nach Nr. 100 GOÄ abrechenbar (u.U. nebst Verweilgebühr; Nr. 56). Inzwischen hat die Ärztekammer Westfalen-Lippe auf Grund gerichtlicher Entscheidungen ihre Auffassung revidiert (Westfälisches Ärzteblatt 2004, Heft 8, S. 16). Auch das Aufsichtsministerium NRW hatte sich gegen die Nebeneinanderabrechnung ausgesprochen. Es bleibt abzuwarten, ob mit der angekündigten GOÄ-Reform künftig zumindest Teilleistungen aus der Besuchsgebühr abrechnungsfähig gemacht werden.

5. Abrechnung der Leichenschau und der ärztlichen Todesbescheinigung

Handelt es sich bei dem Versicherten und später Verstorbenen um einen **GKV-Patienten**, ist der Besuch nach den GNRn 01410 bis 01413 EBM 2005[83] (bisher: GNR 25 EBM alt) über die Chipkarte des Versicherten über die Kassenärztliche Vereinigung abrechenbar; daneben sind Leistungen nach den GNRn 01100 bis 01102 nicht zusätzlich abrechenbar.

Also:
- Betraf die Anforderung eines Arztes einen noch **Lebenden**, sind die Besuchsleistungen **abrechenbar**, selbst wenn der Patient bis zum Eintreffen des Arztes schon verstorben war.
- Betraf die Anforderung des Arztes einen zu diesem Zeitpunkt schon **Toten**, sind Besuchsleistungen **nicht abrechenbar**.

Steht nicht zweifelsfrei fest, ob der Patient/Versicherte im Zeitpunkt der Anforderung des Arztes bereits verstorben war oder noch lebte, bedarf die Feststellung des Todeszeitpunktes im Zweifelsfalle einer Sachverständigenbeurteilung.

5.4 Kostenträger für die Kosten der Leichenschau

Nach den Bestattungsgesetzen der Länder haben diejenigen Personen, die bereits die Bestattungskosten zu tragen haben, auch die Kosten der Leichenschau und Ausstellung der ärztlichen Todesbescheinigung zu übernehmen. Das sind regelmäßig die Erben des Verstorbenen (Gesamtrechtsnachfolge nach § 1968 BGB). Gibt es keine testamentarischen oder gesetzlichen **Erben** oder ist deren Aufenthaltsort nicht feststellbar, so dass die Kosten für die Leichenschau bei ihnen nicht erhoben werden können, übernimmt **der Staat** die Kosten für die ärztliche Leichenschau und Todesbescheinigung. Ist der Nachlass des Verstorbenen überschuldet, so dass die erbberechtigten Angehörigen die Erbschaft ausschlagen, kann die Gemeinde die Kosten übernehmen, muss es aber nicht. Nach § 1615 Abs. 2 i. V. m. § 1601 BGB können unterhaltsverpflichtete Verwandte zur Übernahme der Kosten für die Leichenschau (neben den Bestattungskosten) herangezogen werden. Die Gemeindeverwaltung kann auf diese Vorschrift verweisen und die Zahlung gegenüber dem Leichenschauarzt ablehnen.

---

[83] Einheitlicher Bewertungsmaßstab (EBMplus), in Kraft seit 01.04.2005 (vgl. DÄBl. 2004, S. A – 2553 und A – 3133 mit weiteren Aktualisierungen).

V. Honorarabrechnung für ärztliche Leichenschau und Todesbescheinigung

In aller Regel beauftragen die Angehörigen eines Verstorbenen heute ein Bestattungsunternehmen mit der Bestattung und den damit verbundenen Behördengängen. Der Leichenschauarzt legt daher seine Gebührenrechnung in der Regel unmittelbar dem Bestattungsunternehmen zur Begleichung vor. Das Bestattungsunternehmen selbst lässt sich die Kosten von dem letztlich Zahlungsverpflichteten erstatten.

6. Schlussbemerkung

Im Durchschnitt füllen ein Allgemeinarzt/praktischer Arzt 9,1, bestimmte Fachärzte weniger als eine und Klinikärzte durchschnittlich 3,4 Todesbescheinigungen pro Jahr aus[84]. Die dabei bescheinigten Todesursachen stimmen nur in 52% der Fälle mit den späteren Obduktionsbefunden überein, bei Heiminsassen nur zu 40%[85]. Eine entsprechende Sorgfalt sowie bessere Bedingungen für die ärztliche Leichenschau (z.B. auch Zulassung geeigneten Hilfspersonals oder auch die Nutzung der Infrastruktur einer Leichenhalle in bestimmen Fällen) sind daher angezeigt.

---

[84] So eine neuere (räumlich begrenzte) Erhebung für Ärzte in Lippe (Westfalen) von Koch, Analyse von Todesbescheinigungen in einem abgegrenzten ländlichen Gebiet in der Peripherie eines rechtsmedizinischen Einzugsgebietes im Kreis Lippe (Diss. im Institut für Rechtsmedizin des Uniklinikums Münster 2004.
[85] So die empirischen Befunde von Madea/Dettmeyer, in: DÄ 2003 (Heft 48), S. A 1361 ff.

Anhang 1: Entwurf einer Gesetzgebung zur ärztlichen Leichenschau und Todesbescheinigung*

§ 1 Ehrfurcht vor den Toten

Wer mit Leichen umgeht, hat dabei die gebotene Ehrfurcht vor dem toten Menschen zu wahren, gleiches gilt für den Umgang mit Totgeborenen und Leichenteilen.

§ 2 Begriff der Leiche

Menschliche Leiche im Sinne des Gesetzes ist der Körper eines Menschen, der keinerlei Lebenszeichen aufweist und bei dem der körperliche Zusammenhang noch nicht durch den Verwesungsprozess völlig aufgehoben ist. Als menschliche Leiche gilt auch ein Körperteil, ohne den ein Lebender nicht weiter leben könnte.

Als menschliche Leiche gilt ferner der Körper eines Neugeborenen, bei dem nach vollständigem Verlassen des Mutterleibes, unabhängig vom Durchtrennen der Nabelschnur oder von der Ausstoßung der Plazenta

1. entweder das Herz geschlagen oder die Nabelschnur pulsiert oder die natürliche Lungenatmung eingesetzt hat (Lebendgeborenes) und das danach verstorben ist oder
2. keines der unter Nr. 1 genannten Lebenszeichen festzustellen war, das Geburtsgewicht jedoch mindestens 500 g betrug (Totgeborenes).

Eine Leibesfrucht mit einem Gewicht unter 500 g, bei der nach vollständigem Verlassen des Mutterleibes keines der unter 1. genannten Lebenszeichen festzustellen war (Fehlgeburt) gilt nicht als menschliche Leiche.

§ 3 Veranlassung der Leichenschau

(1) Die Leichenschau ist bei Vermutung des Todeseintrittes unverzüglich zu veranlassen. Zur Veranlassung sind, wenn sie geschäftsfähig sind, verpflichtet:
   1. der Ehegatte, die Kinder, die Eltern, die Großeltern, die Enkelkinder, die Geschwister.

---

* Bundesärztekammer (2003) Entwurf einer Gesetzgebung zur ärztlichen Leichenschau und Todesbescheinigung. Tätigkeitsbericht 2002/2003 dem 106. Deutschen Ärztetag 2003 in Köln vorgelegt von Vorstand und Geschäftsführung. Deutscher Ärzte-Verlag GmbH, Köln, 2003

Anhang 1

2. Die Personensorgeberechtigten.
3. Personen, mit denen der Verstorbene in häuslicher Gemeinschaft gelegt hat.
4. Diejenige Person, auf deren Grundstück oder in deren Wohnung sich der Sterbefall ereignet hat.
5. Jede Person, welche eine Leiche findet.
6. a) auf Schiffen der Schiffsführer,
   b) in Krankenhäuser der leitende Arzt; bestehen mehrere selbständige Abteilungen, dann der leitende Abteilungsarzt,
   c) in Heimen, insbesondere Pflegeheimen, Altenheimen und Altenwohnheimen, Säuglings-, Kinder- und Jugendheimen, in Therapieeinrichtungen und in Gemeinschaftsunterkünften, ferner in Justizvollzuganstalten sowie in ähnlichen Einrichtungen deren Leiter, wenn sich die Leiche dort befindet.

§ 4 Leichenschau und Todesbescheinigung

(1) Der zur Leichenschau zugezogene Arzt hat die Leichenschau unverzüglich und sorgfältig an der vollständig entkleideten Leiche durchzuführen. Die Bekleidung ist an der Leiche zu belassen, wenn oder sobald sich Anhaltspunkte für eine nichtnatürliche Todesart ergeben. Die Feststellung eines natürlichen Todes setzt in jedem Fall die Durchführung der Leichenschau an der vollständig entkleideten Leiche voraus. Bei der Leichenschau sind alle Körperregionen, einschließlich der Körperöffnungen (z. B. Mund, Nase, Ohren, Scheide), des Rückens und der behaarten Kopfhaut zu inspizieren.

(2) Die Leichenschau soll in der Regel am Ort des Todeseintrittes bzw. der Leichenauffindung durchgeführt werden. Unter besonderen Bedingungen (Tod in der Öffentlichkeit, Fehlen der unbedingt erforderlichen Voraussetzungen wie Beleuchtung u.a.) ist die Leiche an einen Ort zu verbringen, an welchem eine sorgfältige Leichenschau möglich ist.

(3) Der/Die zur Leichenschau zugezogene Arzt/Ärztin hat über die Leichenschau eine Todesbescheinigung auszustellen, die aus einem vertraulichen und einem nicht vertraulichen Teil besteht. Der nicht vertrauliche Teil mit Angaben zum Todeseintritt und zur Todesart muss unverzüglich ausgestellt werden. Der Arzt/die Ärztin darf die Todesbescheinigung erst ausstellen, wenn an der Leiche sichere Anzeichen des Todes festgestellt worden sind. Als solche gelten: Totenflecke, Leichenstarre, Fäulniserscheinungen, mit dem Leben unvereinbare körperliche Zerstörungen, der Nachweis der Kriterien des Hirntodes entsprechend den Empfehlungen der Bundesärztekammer, Erfolglosigkeit der Reanimation nach hinreichend langer Dauer.

Anmerkung:
Die schwerwiegendsten und gleichzeitig die am leichtesten zu vermeidenden Fehler bei der ärztlichen Leichenschau ergeben sich daraus, dass Ärzte entweder auf die Untersuchung der Leiche ganz verzichten oder diese an der bekleideten Leiche durchführen. Hierdurch werden sogar Schuss- und Messerstichverletzungen nicht erkannt. Auf die dringend zu fordernde Entkleidung muss daher im Gesetz ausdrücklich hingewiesen werden.

§ 5 Todeszeit

Eine Schätzung der Todeszeit soll in der Regel durch Beurteilung der Totenflecke, der Leichenstarre, der subjektiven Einschätzung der Körpertemperatur, gegebenenfalls des idiomuskulären Wulstes und des Fäulniszustandes erfolgen. Eine Todeszeitschätzung für rechtliche Belange erfordert rechtsmedizinische Kenntnisse, möglichst mit Einsatz der modernen technischen Möglichkeiten. Wenn eine Schätzung der Todeszeit nicht möglich ist, sollte der Arzt vermerken: Datum, wann zuletzt lebend gesehen; Datum der Auffindung, gegebenenfalls Beschreibung der für die Schätzung der Todeszeit ausschlaggebenden Befunde.

§ 6 Betretungsrecht, Auskunftsverpflichtung

Der leichenschauhaltende Arzt hat ein Betretungsrecht für den Auffindungs- bzw. Aufbewahrungsort der Leiche. Angehörige, Hausgenossen und Pflegepersonen des Verstorbenen, Ärzte, die den Verstorbenen/die Verstorbene behandelt haben sowie Personen, die während des Todeseintrittes anwesend waren, sind auf Verlangen des Arztes, der die Leichenschau durchführt, verpflichtet, die für die Klärung von Todesart und Todesursache erforderlichen Auskünfte zu erteilen, sofern keine rechtlichen Hinderungsgründe bestehen.

§ 7 Klassifizierung der Todesart

Bei der Klassifikation der Todesart stützt sich der Arzt auf authentische medizinische Befunde, die ihm aus eigener Kenntnis zur Verfügung stehen oder durch andere Ärzte mitgeteilt werden.

Die Todesart kann klassifiziert werden als
– nichtnatürlich (bzw. „Anhaltspunkte für nichtnatürliche Todesart" !)
– ungeklärt, ob natürlich oder nichtnatürlich,
– unerwarteter Tod im Rahmen medizinischer Maßnahmen,
– natürlich.

Anhang 1

Findet der zur Leichenschau zugezogene Arzt/die Ärztin im Rahmen der Leichenschau Anhaltspunkte dafür, dass der Tod unmittelbar oder mittelbar durch Selbsttötung, durch Unfall, durch strafbare Handlung oder durch sonstige Einwirkung von außen herbeigeführt wurde, ist in der Todesbescheinigung die Todesart „nichtnatürlicher Tod/Anhaltspunkte für nichtnatürlichen Tod" anzugeben. Ausschlaggebend für die Klassifikation der Todesart ist das erste Glied in der Kausalkette. Der Arzt muss in der Lage sein, sämtliche Hinweise auf einen nichtnatürlichen Tod zu erkennen (z.B. Strommarken, Bindehautblutungen, Würgemale, Strangmarken, auf Intoxikationen hinweisende Farbe der Leichenflecke, Lokalisation von Hämatomen, Hautschürfungen, abnorme Beweglichkeit oder Deformierung des Körpers u.a.).

Für die Klassifikation eines Todesfalles als „nichtnatürlich/Anhaltspunkte für nichtnatürliche Todesart" können auch äußere Umstände ausschlaggebend sein (Blutspuren am Auffindungsort oder an dort befindlichen Personen, auffälliger Geruch, geleerte Medikamentenpackungen, Abschiedsbrief u.a.). Ein nichtnatürlicher Tod liegt auch vor, wenn ein äußeres Ereignis (z.B. ein Sturz) das erste Glied in der zum Tode führenden Kausalkette darstellt.

Ein „unerwarteter Tod im Rahmen medizinischer Maßnahmen" liegt vor, wenn diagnostische Maßnahmen oder eine Therapie durchgeführt worden sind, die prinzipiell (d. h. ggfs. auch ohne Vorliegen eines Behandlungsfehlers) Schäden setzen können und der Tod nicht oder nicht zu dieser Zeit aufgrund der behandelten Erkrankungen oder Verletzungen zu erwarten war.

Ist dem Arzt die Klärung der Todesart nicht möglich, so ist in der Todesbescheinigung die Todesart als „ungeklärt" anzugeben. Eine ungeklärte Todesart liegt insbesondere auch vor, wenn die Todesursache „unbekannt" oder „unklar" ist.

Ein natürlicher Tod kann nur angegeben werden, wenn der Tod auf eine diagnostizierte und dokumentierte natürliche Erkrankung zurückzuführen ist. Hierbei muss hochgradige Plausibilität für eine solche Todesursache bestehen. Die bloße Möglichkeit oder die überwiegende Wahrscheinlichkeit sind keineswegs ausreichend.

Weitergehende, z.B. auf das Verschulden dritter Personen gerichtete Ermittlungen gehören nicht zu den Aufgaben des Arztes bei der Leichenschau. Seine Entscheidung zur Klassifikation der Todesart hat der Arzt frei von behördlichem Einfluss und vom Einfluss Dritter zu treffen.

Gesetzentwurf

Anmerkung:

Aus medizinischer Sicht ist ein „nichtnatürlicher Tod" ein Tod, der unmittelbar oder mittelbar (d. h. auch zeitlich verzögert) auf ein äußeres Ereignis zurückzuführen ist. Es handelt sich um eine Klassifikation nach naturwissenschaftlichen Kriterien ohne Beachtung etwaigen Fremdverschuldens. Die Klärung der Verschuldensfrage ist Angelegenheit der Ermittlungsorgane.
Bei der Klassifikation des „natürlichen Todes" wird in der Praxis extrem häufig die Sicherheit der Entscheidung nicht hinterfragt. Sicherheit setzt Diagnostik voraus. Vermutungen, die nicht durch Diagnostik abgesichert sind, gehören nicht auf die Todesbescheinigung und können vom Arzt nicht verantwortet werden.

Etwa die Hälfte der Ärzte klagt über behördliche Beeinflussungsversuche bei der Festlegung der Todesart. Der Gesetzestext muss dem entgegentreten. Systematische Fehlbeurteilung der Todesart kommen auch zustande, wenn die zum Tode führende Kausalkette nicht beachtet wird: Ein Todesfall durch Pneumonie im offensichtlich ursächlichen Zusammenhang mit einem z.B. 14 Tage zurückliegenden Sturz ist ein „nichtnatürlicher Tod".

Grundsätzliche Bedenken bestünden gegen die Einführung einer „4. Todesart", etwa in folgender Art. „Nicht aufgeklärt, ob natürlicher oder nichtnatürlicher Tod und keine Anhaltspunkte für einen nichtnatürlichen Tod", mit der Konsequenz, dass in diesen Fällen die Polizei nichts vom Todesfall erfuhr.

Es ist logisch zwingend, dass eine nichtnatürliche Todesart nur bei sicher bekannter Todesursache auszuschließen ist. Eine „vierte Formulierung" wäre allgemein nur dann vertretbar, wenn in diesen Fällen die Durchführung einer Autopsie garantiert werden könnte. Das ist gerade in Deutschland aktuell völlig ausgeschlossen. Auch wenn der ganz überwiegende Anteil der für eine solche 4. Kategorie in Frage kommenden Fälle sich letztlich als natürlich entpuppen würde, müsste auch ein wahrscheinlich sehr kleiner Teil spurenarmer bzw. spurloser Kapitaldelikte in Betracht gezogen werden. In diesen Fällen würde dann weder ermittelt noch seziert. Die allgemeine Formulierung einer „vierten Todesart" kann daher nicht vertreten werden.

Vertretbar erscheint dagegen eine spezifische „vierte Kategorie" für den „unerwarteten Tod im Rahmen medizinischer Maßnahmen" – so auf der Todesbescheinigung des Landes Berlin.

Unabdingbar sind aber – vor allem im Interesse der Ärzte – auch in diesen Fällen klärende Untersuchungen. D. h. eine Meldung dieser Todesfälle muss erfolgen. Vorstellbar sind dabei regionale Melderegelungen: In Berlin z. B. an das Landesinstitut für gerichtliche und soziale Medizin, das als „Clearingstelle" zu beurteilen hat, ob eine Information der Staatsanwaltschaft erfolgt oder nicht. In Münster hat sich ebenfalls eine Meldung unklarer Todesfälle aus der Klinik an das Institut für Rechtsmedizin bewährt, das – nach Rücksprache mit der Klinik – zunächst eine Vorbeurteilung für die Staatsanwaltschaft durchführt.

§ 8 Todesursache

Eine auf der Todesbescheinigung dokumentierte Todesursache muss sich auf eindeutige medizinische Befunde stützen. Nichtssagende Bezeichnungen, wie z. B. Herzversagen oder Alterstod, sind nicht zulässig. Soweit möglich, soll der Arzt die von der Weltgesundheitsorganisation geforderte mehrgliedrige Kausalkette beachten. Todesursache und Todesart sind stringent miteinander verknüpft: Eine unbekannte Todesursache ist unvereinbar mit der Dokumentation einer natürlichen Todesart.

Anmerkung:
Der Gesetzestext sollte auf den logischen Widerspruch aufmerksam machen, der entsteht, wenn – wie z. Z. häufig zu beobachten – Ärzte meinen, eine „nichtnatürliche Todesart" bei nicht sicher bekannter Todesursache ausschließen zu können.

§ 9 Maßnahmen bei nichtnatürlichem Tod, ungeklärte Todesart, ungeklärte Identität. Meldepflicht

(1) Ergeben sich Anhaltspunkte für einen nichtnatürlichen Tod, so dürfen bis zum Eintreffen des Arztes, der die Leichenschau vornimmt, an der Leiche nur Veränderungen vorgenommen werden, die aus Gründen der öffentlichen Sicherheit zwingend erforderlich sind.

(2) Der zur Leichenschau zugezogene Arzt hat in allen Fällen, in denen kein natürlicher Tod festgestellt wurde, unverzüglich die Polizei zu verständigen und ihr die Todesbescheinigung mit der Durchschrift zuzuleiten. In gleicher Weise hat der Arzt zu verfahren, wenn die Identität des Verstorbenen nicht geklärt ist. Bei Vorliegen eines natürlichen Todes ist die Todesbescheinigung demjenigen auszuhändigen, der die Leichenschau veranlasst hat.

(3) Berufsbedingt berechtige Ärzte sind befugt, die Todesbescheinigung einzusehen. Ferner können Gericht, Staatsanwalt und Polizei die Todesbescheinigung einsehen,

wenn Anhaltspunkte für einen nichtnatürlichen Tod vorliegen, die Todesart ungeklärt ist oder die Identität des Verstorbenen nicht geklärt ist.

§ 10 Verpflichtung zur Leichenschau

(1) Zur Leichenschau verpflichtet sind alle Ärzte/Ärztinnen.

(2) Die Leichenschau soll bevorzugt durchgeführt werden von:
  1. Niedergelassenen Ärzten/Ärztinnen.
  2. Im ärztlichen Notfall-Bereitschaftsdienst tätigen Ärzten und Ärztinnen.
  3. Im Rettungsdiensteinsatz befindlichen Ärzten und Ärztinnen.
  4. Im Krankenhaus tätigen Ärzten und Ärztinnen.

(3) Ist ein zur Leichenschau gerufener Arzt/Ärztin wegen eines anderen unaufschiebbaren Behandlungsfalles an der Durchführung der Leichenschau verhindert, so muss dieser unverzüglich eine Vertretung bestellen.

(4) Die Leichenschau ist von einem Arzt des Gesundheitsamtes, in dessen Amtsbezirk sich die Leiche befindet, durchzuführen, wenn kein anderer Arzt die Leichenschau vornimmt.

Anmerkung:
Die Verpflichtung aller Ärzte und Ärztinnen zur Leichenschau ergibt sich (solange der Tod nicht festgestellt ist) aus der besonderen Hilfeleistungspflicht von Ärzten. Eine an sich zu begrüßende Entpflichtung der Notärzte von der Leichenschau stößt nach Erfahrungen in NRW zumindest in ländlichen Gebieten auf praktische Schwierigkeiten. Es findet sich kein Arzt, der in vertretbarer Zeit die Fortführung der Leichenschau (nach der Feststellung des Todes durch den Notarzt) übernimmt. Notärzte sollten daher nach Möglichkeit die Leichenschau zu Ende führen.

§ 11 Entpflichtung von der Leichenschau

Sind Anhaltspunkte dafür vorhanden, dass der Tod in ursächlichem Zusammenhang mit einer Narkose, mit operativen oder anderen therapeutischen oder sonstigen medizinischen Maßnahmen, einschließlich Schutzimpfung eingetreten ist, darf der die medizinische Maßnahme veranlassende bzw. durchführende Arzt die Leichenschau nicht durchführen. Dieser hat sich auf die Feststellung des Todes zu beschränken. Die darüber hinaus gehende Leichenschau ist von einem an der Behandlung nicht beteiligten Arzt durchzuführen, der in Krankenhäusern vom ärztlichen Direktor, im übrigen vom Amtsarzt zu beauftragen ist.

Köln, den 13.12.2002

Anhang 2: Abbildungen

Abb. 1:
Konfluierende Totenflecke entsprechend einer Bauchlage der Leiche.

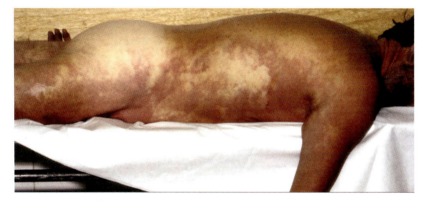

Anhang 2

Abb. 2a und b:
Ausbildung der Livores an den abhängigen Körperpartien bei ursprünglicher Bauchlage der Leiche unter Aussparung der Aufliegestellen. Die Arme waren bei Leichenauffindung unter dem Brustkorb lokalisiert.

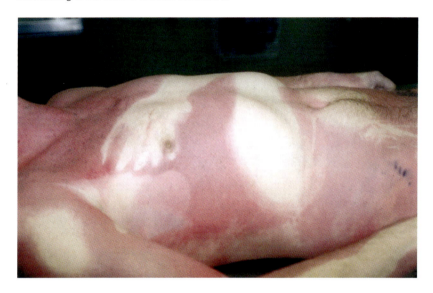

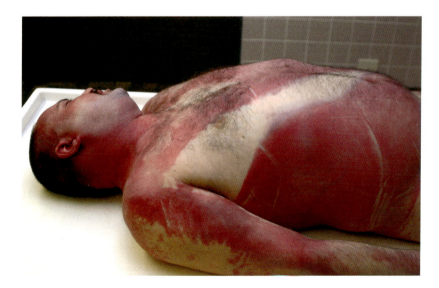

Abbildungen

Abb. 3:
Ausbildung der Livores an den abhängigen Körperpartien bei ursprünglicher Rückenlage der Leiche unter Aussparung der Aufliegestellen.

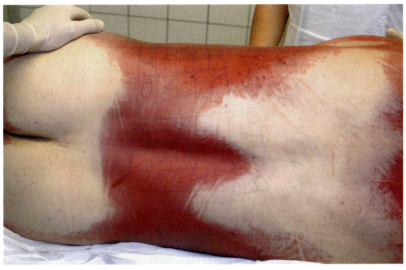

Abb. 4:
Wegdrückbarkeit der Livores.

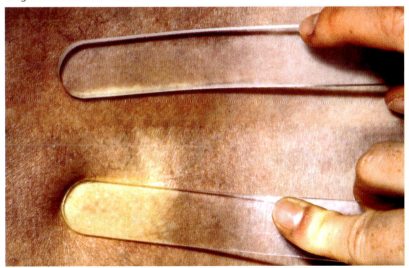

Anhang 2

Abb. 5:
Hellrote Livores bei Kohlenmonoxidintoxikation (rechts) im Gegensatz zur normalen blau-violetten Farbe (links). Aussparung der Aufliegestellen an der Körperrückseite.

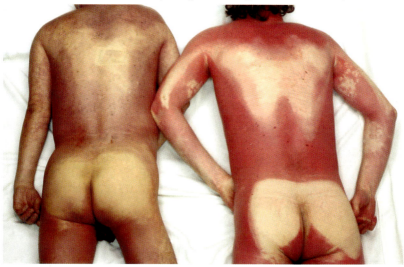

Abb. 6:
Hellrote Verfärbung der Livores nach postmortaler Kälteexposition mit fehlender Reoxidation im Randbereich der Aufliegestellen.

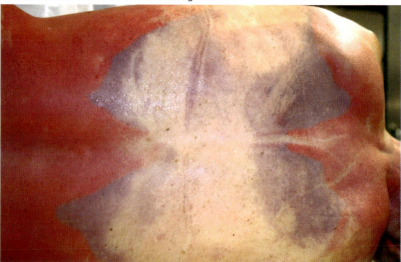

Abb. 7:
Intoxikation mit Met-Hämoglobinbildnern: auffälliger Grau-Braunton der Livores (links) im Gegensatz zur normalen Farbgebung der Livores (rechts).

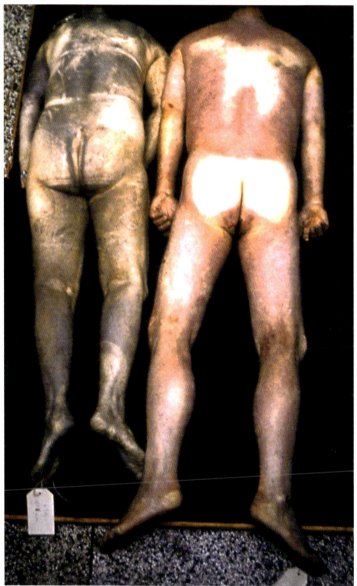

Anhang 2

Abb. 8:
Vibices bei einer akuten BTM(Betäubungsmittel)-Mischintoxikation.

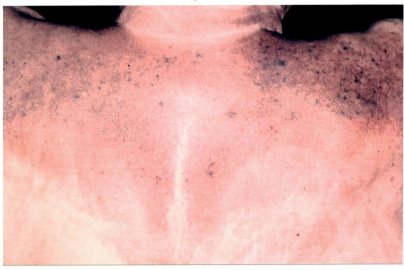

Abb. 9:
Umlagerung des Leichnams nach Ausbildung der Totenstarre. Blutanhaftungen an der Bekleidung entsprechend der ursprünglichen Lage.

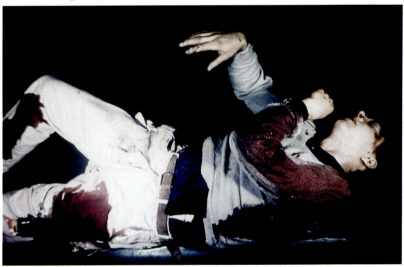

Abb. 10a:
Leichenabkühlung unter „Standardbedingungen" (unbekleidete Leiche, Umgebungstemperatur 20°C)

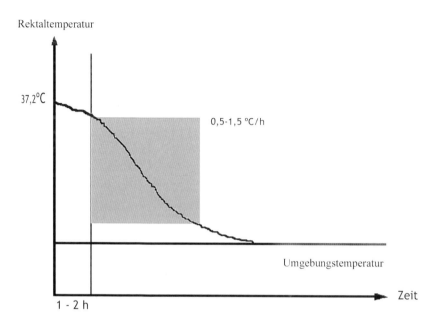

Anhang 2

Abb. 10b:

Rektaltemperatur-Todeszeit-Bezugsnomogramm nach Henßge[1] für „Standardfälle" der Leichenlagerung (unbekleidete Leiche auf thermisch indifferenter Aufliegefläche). Die tiefe Rektaltemperatur und die Umgebungstemperatur werden zunächst in das Nomogramm eingezeichnet und durch eine Gerade verbunden. Diese Gerade schneidet dann eine bereits im Nomogramm enthaltene Diagonale. Vom Schnittpunkt des Fadenkreuzes wird auf den Schnittpunkt der Diagonalen mit der Geraden das Lot gefällt und bis zum äußeren Kreisbogen verlängert. Auf dem Kreisbogen des entsprechenden Körpergewichtes wird die mittlere Todeszeit in Sunden abgelesen. Die entsprechenden Einflussgrößen können durch sog. Körpergewichtskorrekturfaktoren eingebracht werden, z.B.: 0,3-0,5 unbekleidet im Wasser; 1,2 dünne Bekleidung, kein Wind; 1,4 dicke Bekleidung, Wind; 2,0 dicke Bettdecke.

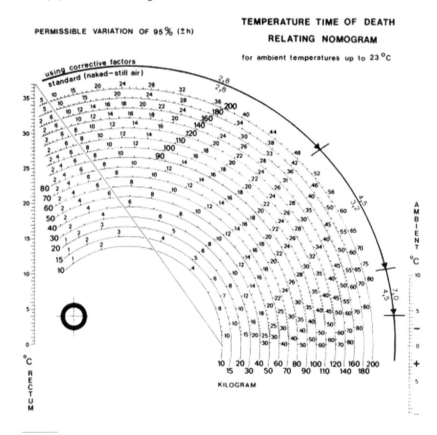

[1] Henßge C (1995) Temperature-based methods II. In: Henßge C, Knight B, Kromprecher T, Modea B, Nokes L (eds) Estimation of time since death in the early postmortal period. Arnold, London, p 79 ff.

Abb. 11a und b:
Vertrocknung der Skleren im Bereich des Augenlidspaltes.

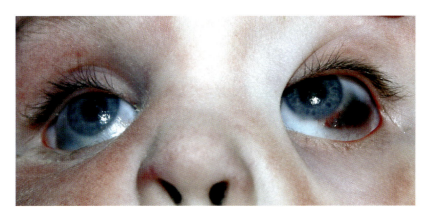

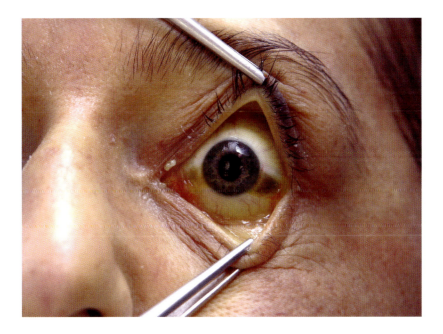

Anhang 2

Abb. 12:
Postmortale Vertrocknung der Fingerendglieder.

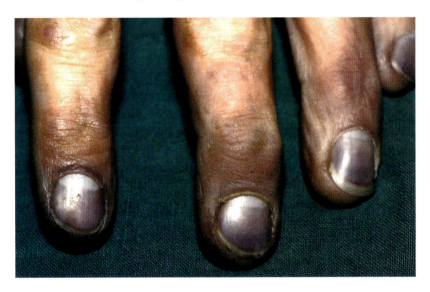

Abb. 13:
Schwärzliche Verfärbungen des Lippenrots als Folge postmortaler Vertrocknung.

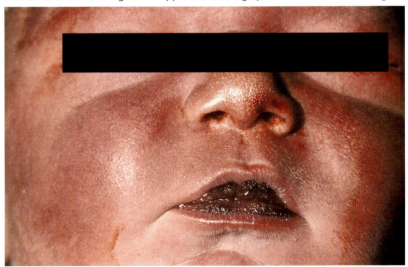

Abb. 14a:
Präfinaler Sturz auf das Gesicht mit Hautabschürfungen und postmortaler Vertrocknung.

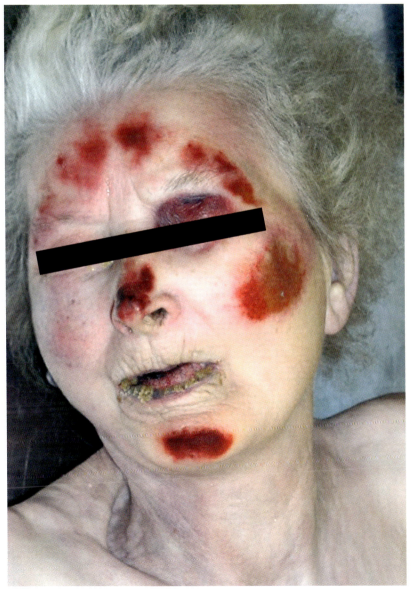

Abb. 14b:
Großflächige Hautabschürfung im Gesicht erlitten im Rahmen eines tödlichen Verkehrsunfalls - postmortale Vertrocknung.

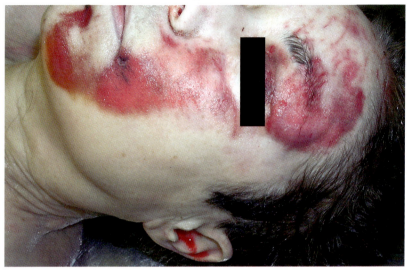

Abb. 15:
Diskret ausgebildete Schürfung ca. 1 Stunde nach Todeseintritt verursacht durch einen Tritt gegen das Gesicht.

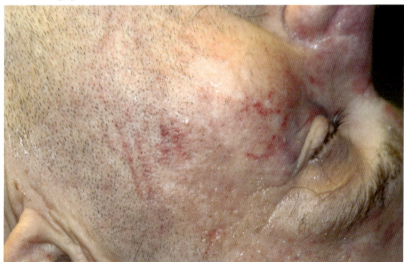

Abbildungen

Abb. 16:
Beginnende Fäulnisveränderungen mit Grünfäulnis der Bauchdecken.

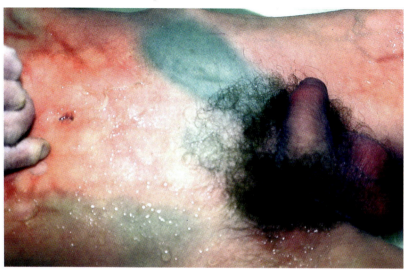

Abb. 17:
Fäulnis: Durchschlagen des Venennetzes.

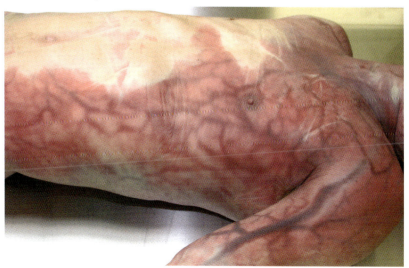

Anhang 2

Abb. 18a:
Fortgeschrittene Fäulnisveränderungen mit Gasansammlungen in den Weichteilen, Gesichtsdunsung und Austritt von Fäulnisflüssigkeit aus Nase und Mund.

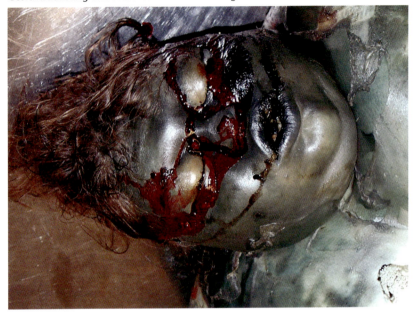

Abb. 18b:
Fäulnisgasblähung des Hodensacks mit Pseudoerektion des Penis.

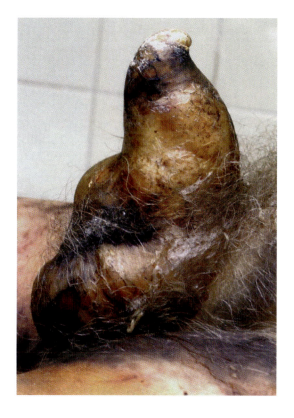

Abb. 19:
Ansammlung von rötlich-bräunlicher Fäulnisflüssigkeit unter der blasig abgehobenen Epidermis (sog. „Fäulnisblasen").

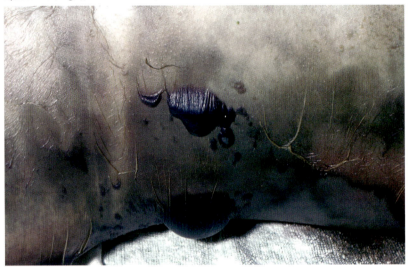

Abb. 20:
Frische Hautschürfungen an der Stirn nach Verkehrsunfall.

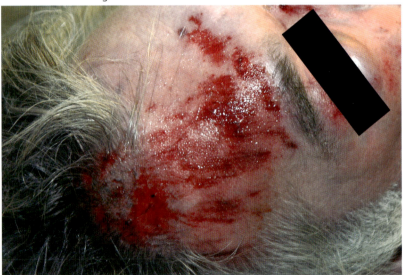

Abb. 21:
Hautabschürfung mit Riss-Quetschwunde über der Augenbraue nach agonalem Sturz, postmortale Vertrocknung.

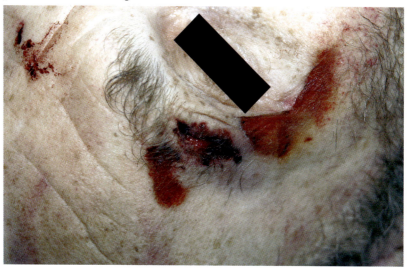

Abb. 22:
Periorale und perinasale Abschürfungen bei Zuhalten des Mundes und Verschluss der Atemöffnungen.

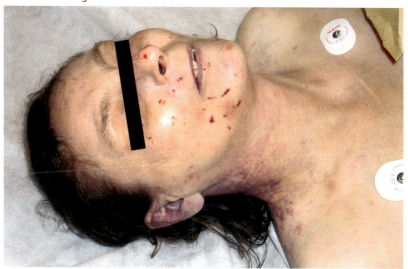

Abb. 23:
Postmortal vertrocknete nach hinten ansteigende Strangmarke beim Erhängen.

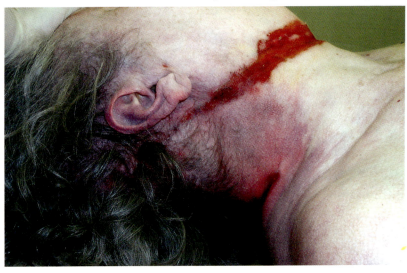

Abb. 24a:
Platzwunde über der linken Augenbraue mit korrespondierendem Hämatom des linken Ober- und Unterlids nach Sturz aus einem Rollstuhl.

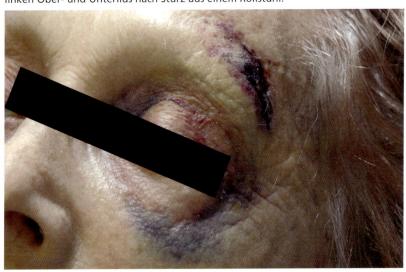

Abb. 24b:
Älteres Hämatom an der Stirn links nach Sturz aus dem Bett.

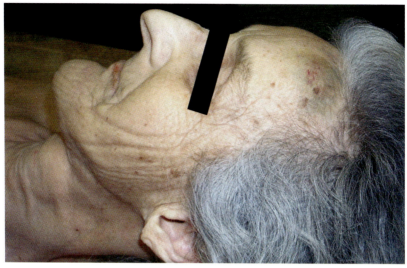

Abb. 25:
Monokelhämatom am rechten Auge mit Platzwunde am Unterlid - Folge direkter Gewalteinwirkung durch Faustschlag.

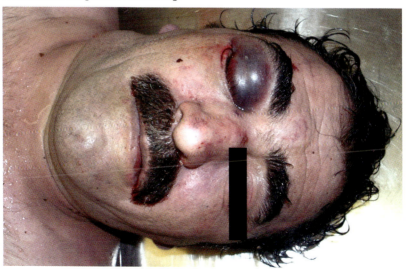

Abb. 26:
Hämatome und Platzwunden der Lippenschleimhaut als Folge von Schlägen und Tritten gegen das Gesicht.

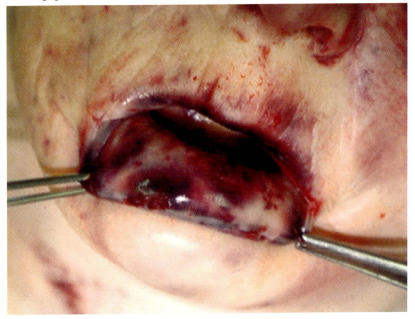

Abb. 27:
Multilokuläre Hämatome an der Stirn bei Kindesmisshandlung. Schutzbehauptung: Sturz zu ebener Erde beim Spielen.

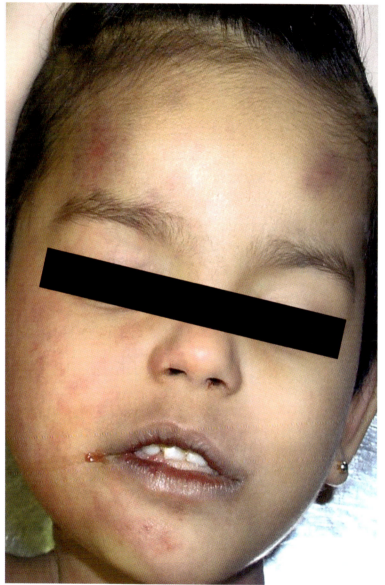

Anhang 2

Abb. 28:
Geformtes Hämatom an der rechten Wange (Profilabdruck) nach Tritt mit einem beschuhten Fuß (Turnschuh) gegen das Gesicht.

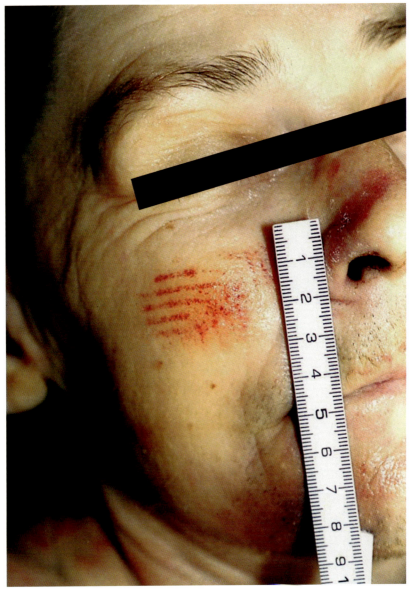

Abb. 29:
Fleckförmige Halshauthämatome, entstanden durch festen Griff gegen den Hals (Kindesmisshandlung). Abschürfungen durch Fingernägel und Stauungsblutungen fehlen.

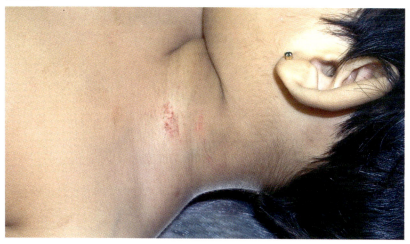

Abb. 30:
Platzwunde an der Scheitelspitze mit umgebender Kopfhautschürfung und Gewebsbrücken in der Tiefe. Sturz kopfüber vom Beifahrersitz eines LKW auf asphaltierten Untergrund.

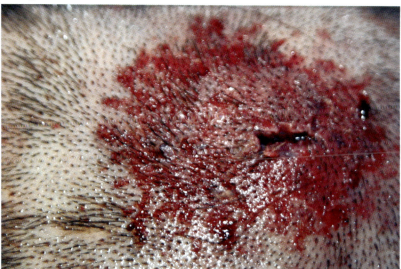

Abb. 31a und b:

Einschusswunden an der Stirn (a) und über der Schläfen-Scheitelregion links (b) bei absolutem Nahschuss. Sternförmige Weichteilaufplatzung mit Ausbildung einer Schmauchhöhle.

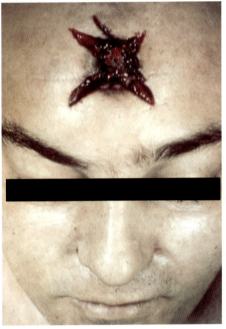

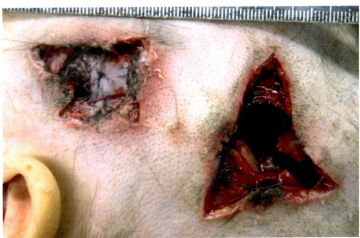

Abbildungen

Abb. 32a:
Einschusswunde oberhalb der Nasenwurzel (Schrotschuss) mit Zertrümmerung des Schädeldaches.

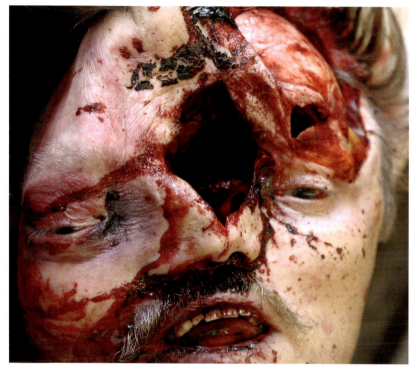

Abb. 32b und c:
Einschusswunden an der Stirn.

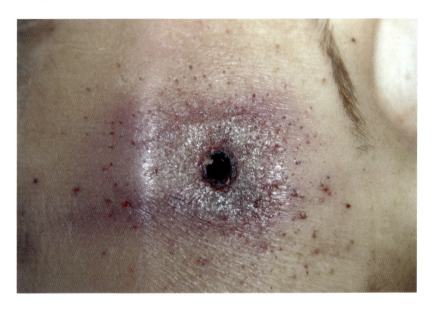

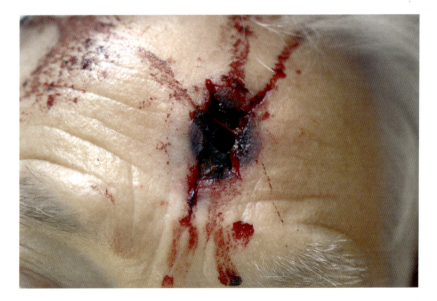

Abb. 33:
Konjunktivale Petechien beim Erstickungstod.

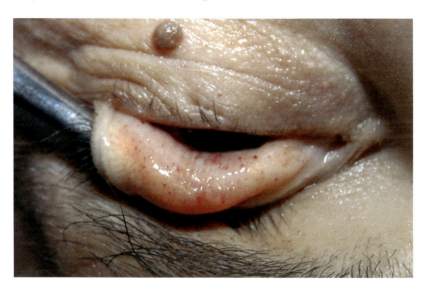

Abb. 34:
Massive petechiale Gesichtshautblutungen bei Tod durch Erwürgen.

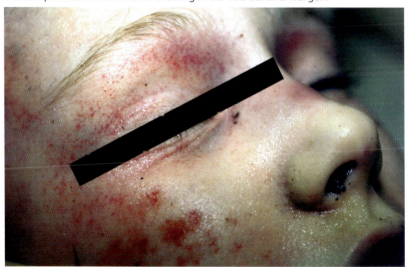

Abb. 35:
Weite Pupillen bei Cocain-Intoxikation.

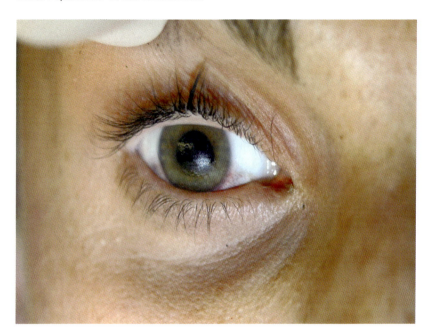

Abb. 36:
Unterschiedlich weite Pupillen bei Schädel-Hirn-Trauma.

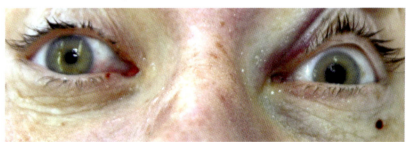

Abb. 37:
Hämatome perianal und Blutung aus dem After bei penetrierender Gewalteinwirkung mit Darmperforationen.

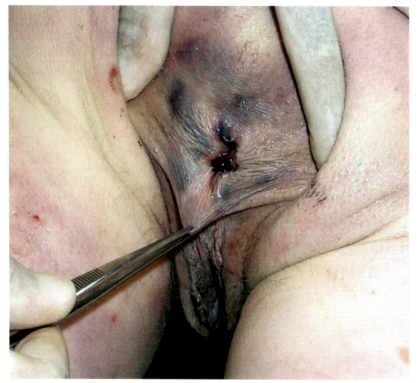

Abb. 38a und b:
Mees'sche Nagelbänder bei rezidivierter Arsen-Intoxikation.

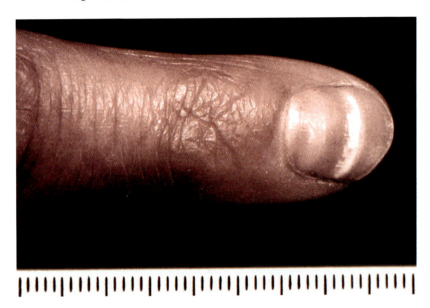

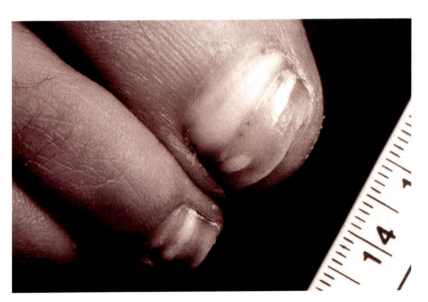

Abbildungen

Abb. 39:
Im Rahmen eines Kampfgeschehens abgebrochene Fingernägel.

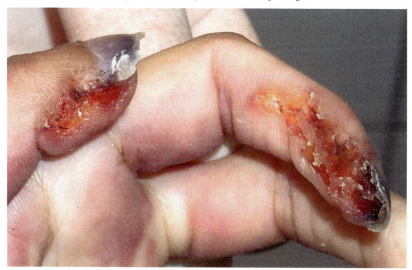

Abb. 40:
Abwehrverletzungen am Daumen mit Verletzung des Daumennagels als Hinweis auf ein stattgefundenes Kampfgeschehen.

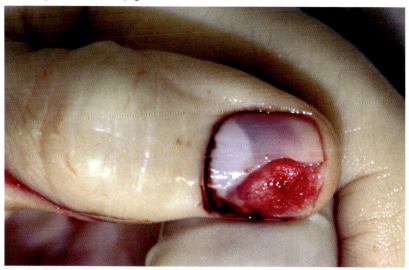

Anhang 2

Abb. 41a:
Strommarke mit lokaler bräunlich-schwärzlicher Verbrennung.

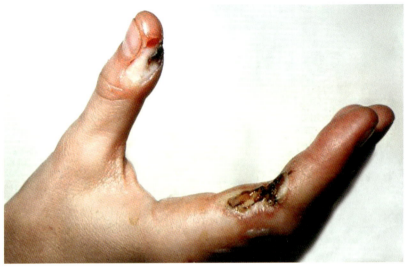

Abb. 41b:
„Porzellanfarbene" Strommarken am Daumen.

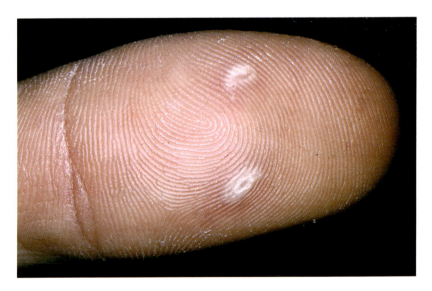

Abb. 42a:
Oberflächliche kratzerartige Schnittverletzungen mit Verschorfungen am rechten Handgelenk.

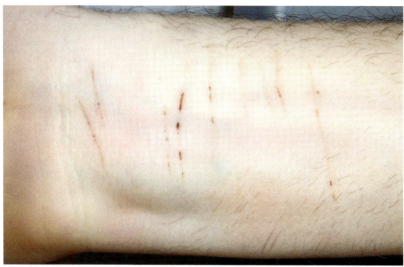

Abb. 42b:
Frische oberflächliche (Probierschnitte) und eine tiefgreifende Schnittverletzung am linken Handgelenk.

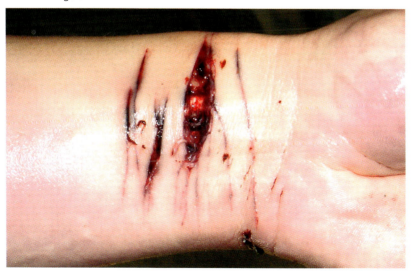

Abb. 43a-d:
Injektionsmarken bei Fixern in der Ellenbeuge. Muster unterschiedlich alter Injektionshämatome und „Narbenstraßen".

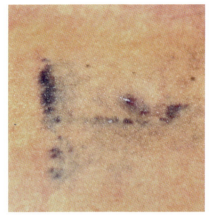
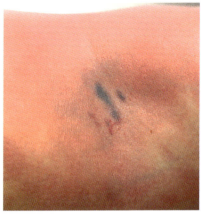
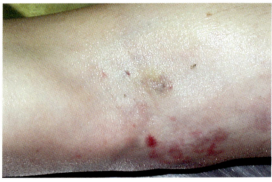
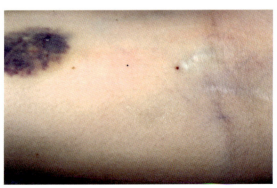

Abb. 44:
Bissverletzung am rechten Oberarm neben weiteren Hämatomen.

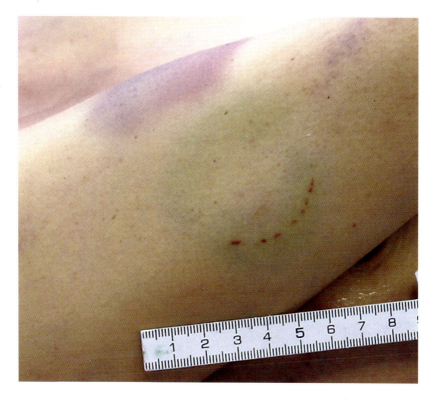

Abb. 45a:
Griffspuren an der Außenseite des linken Oberarmes mit Fingernagelimpressionen.

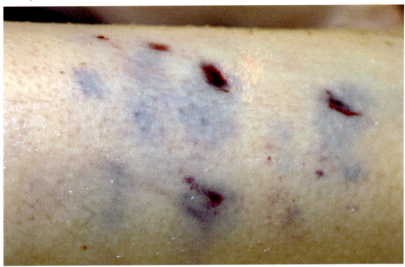

Abb. 45b:
Griffspuren an der Innenseite des linken Oberarmes.

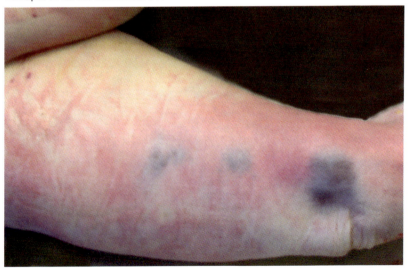

Abb. 46:
Unterschiedlich alte Hämatome an der Vorder- und Außenseite des linken Beines (entsprechender Befund auch rechtsseitig) bei einer Alkoholikerin.

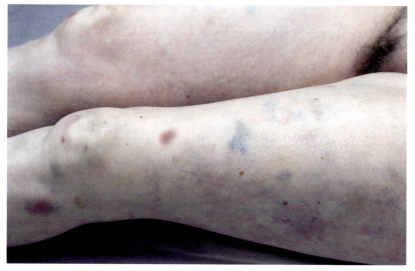

Anhang 2

Abb. 47:
Strommarke am rechten großen Zeh. Tötung durch elektrischen Strom.

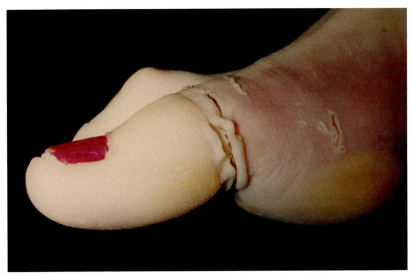

Abb. 48:
Strommarke am rechten großen Zeh. Tötung durch elektrischen Strom.

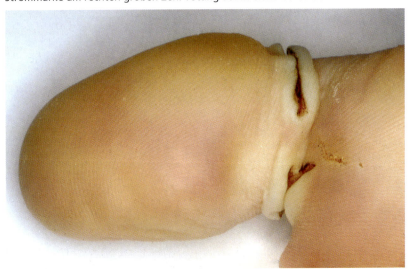

Abb. 49:
Strangmarke bei Erhängen mit einem Schal.

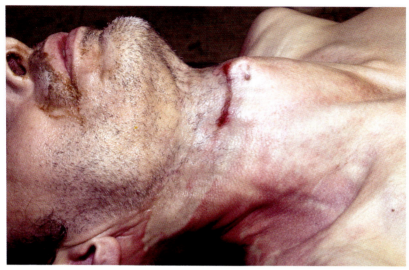

Abb. 50a:
Strangmarke beim Erhängen: Schnürfurche und Abschürfung an der Halsvorderseite bei doppelläufigem Strangwerkzeug.

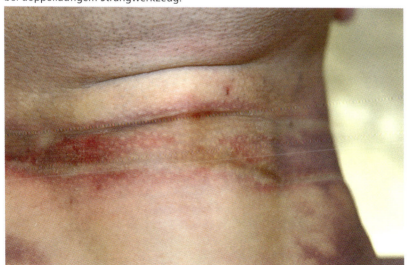

Abb. 50b:
Strangmarke beim Erhängen: Schnürfurche und Abschürfung an der Halsvorderseite gegenüber des Aufknüpfungspunktes. Bläschensaum im Randbereich.

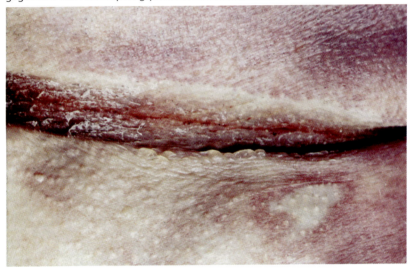

Abb. 50c:
Strangmarke beim Erhängen: Blutiger Zwischenkamm bei doppelter Umschlingung.

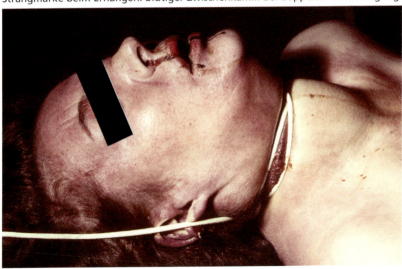

Abb. 50d:
Strangmarke beim Erhängen: Doppelte Hyperämiezone ober- und unterhalb der Strangmarke als vermeintlich vitales Zeichen des Erhängens.

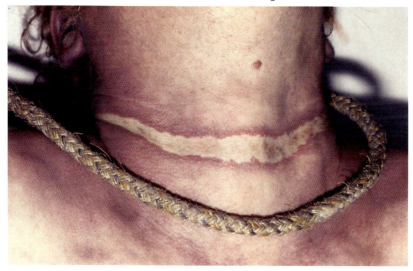

Abb. 51a:
Speichelablaufspur als Hinweis für einen vitalen Vorgang.

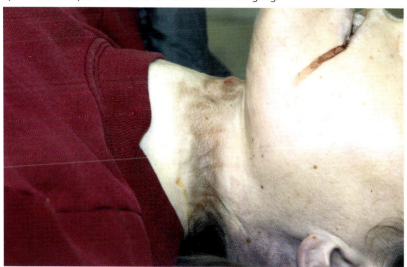

Anhang 2

Abb. 51b:
Strangmarke bei „typischem Erhängen": Sitz des Aufknüpfungspunktes in Nackenmitte, Gleitknoten, freies Hängen in der Schlinge.

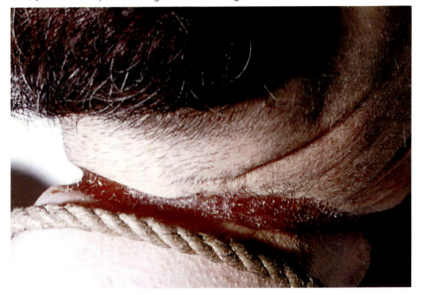

Abb. 52a und b:
Atypisches Erhängen: Sitz des Aufknüpfungspunktes retroaurikulär bzw. seitlich am Hals.

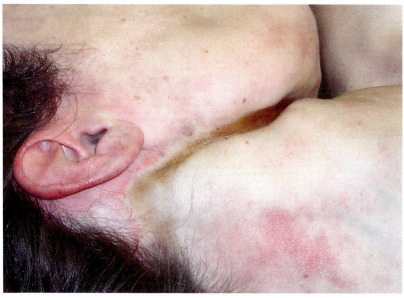

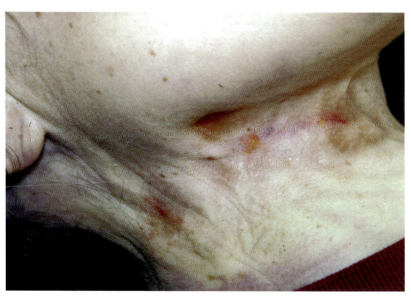

Anhang 2

Abb. 53a und b:
Strangmarke beim Erhängen: unregelmäßige Schürfungen an der Halsvorderseite, vermutlich durch Verrutschen des Strangwerkzeugs bedingt.

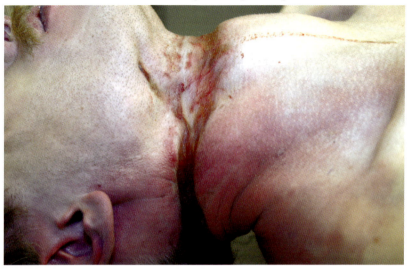

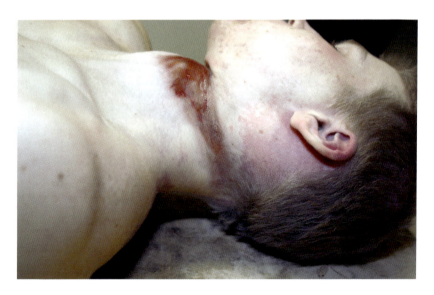

Abbildungen

Abb. 54a:
Begleitverletzungen an der rechten Gesichtsseite: Entstehung durch Krämpfe in der Sterbephase und Anschlagen des Kopfes gegen ein Regal.

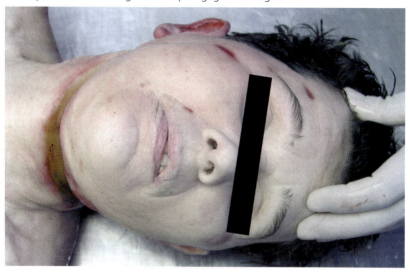

Abb. 54b:
Griffspuren an den Innenseiten der Oberarme beim Erhängen – Tötungsdelikt.

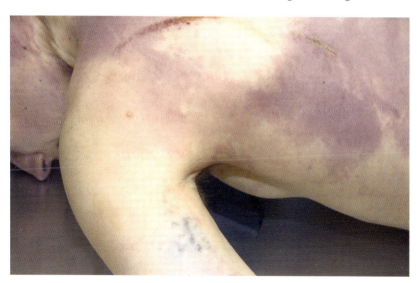

Abb. 55:
Freies Hängen. In unmittelbarer Nähe der Leiche befindet sich eine Leiter – Verdacht auf Suizid.

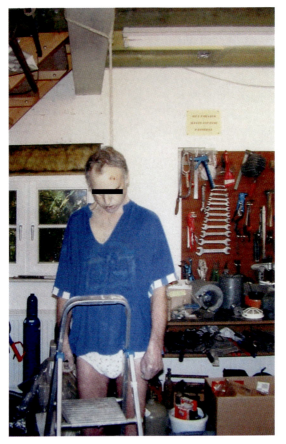

Abb. 56:
Strangwerkzeug nach regelrechtem Entfernen durch einen Notarzt. Der Knoten wurde nicht zerstört.

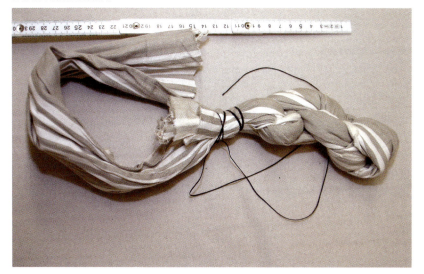

Abb. 57a:
Strangmarke beim Erdrosseln mit einem Kabelbinder: Unregelmäßiger Verlauf mit „Kratzern" in der Umgebung an der Halsvorderseite (Gegenwehr des Opfers).

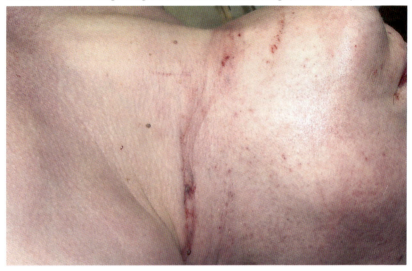

Abb. 57b:
Strangmarke beim Erdrosseln mit einem Halstuch. Massives Stauungssyndrom am Kopf.

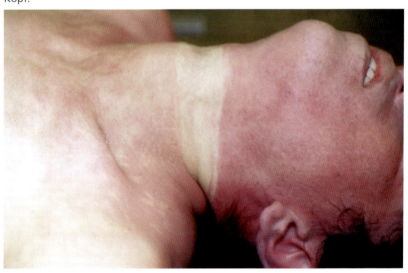

Abb. 57c:
Strangmarke beim Erdrosseln mit einem mehrfach um den Hals gelegten Elektrokabel mit Blutungen in der Strangmarke und in ihrer Umgebung.

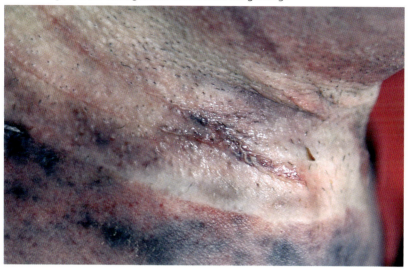

Abb. 57d:
Selbsttötung durch Erdrosseln mit einem Nylontuch mit doppelter Verknotung an der Halsvorderseite.

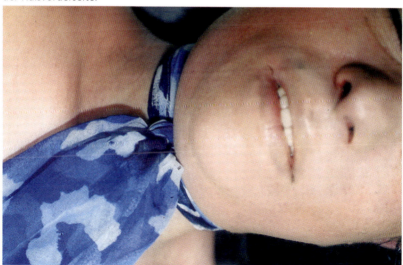

Abb. 57e:
Würgemale: Hämatome und vertrocknete z.T. halbmondförmige Hautabschürfungen.

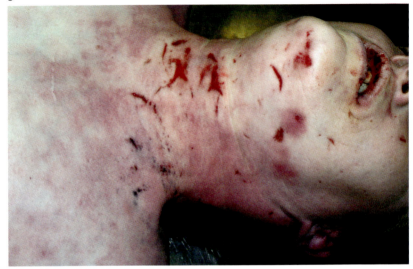

Abbildungen

Abb. 58a:
Auffindung einer männlichen Leiche in einer Wohnung in räumlicher Diskrepanz zum Brandherd. Keine Verbrennungen, keine Verletzungen - Rußauflagerungen auf den unbekleideten Körperpartien. Ruß in den Nasenöffnungen. Todesursache nach Obduktion und chemisch-toxikologischer Untersuchung: akute Kohlenmonoxidintoxikation.

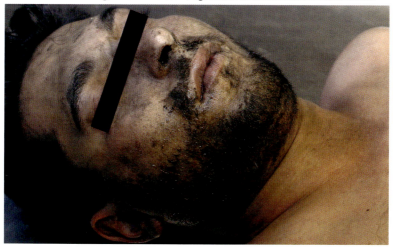

Abb. 58b:
Flächenhafte Verbrennungen sowie Rußauflagerungen nach Wohnungsbrand. Todesursache nach Obduktion und chemisch-toxikologischer Untersuchung: akute Kohlenmonoxidintoxikation.

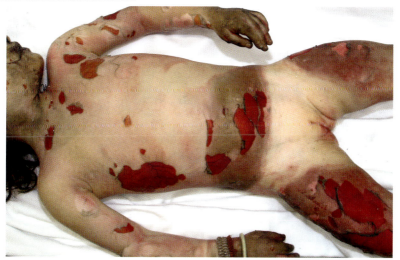

Anhang 2

Abb. 58c:
Selbstverbrennung im Freien: Verkohlung der Körperoberfläche nach Übergießen mit Benzin und Anzünden. Brandzentrum: Kopf und Hals.

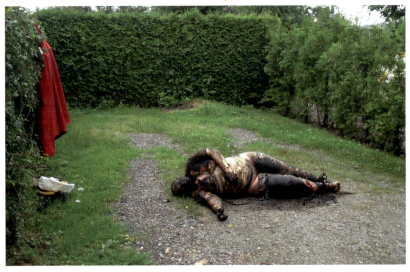

Abb. 58d:
Tötung durch Messerstiche gegen den Brustkorb, Übergießen der Leiche mit Benzin und Verbrennen. Die Stichverletzungen waren bei der Leichenschau nicht erkennbar.

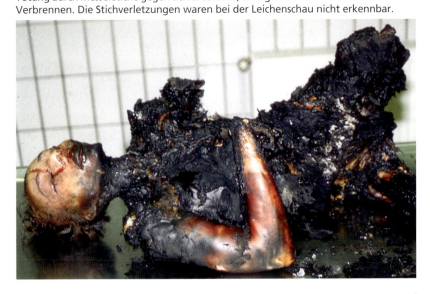

Abb.59a:
Waschhautbildung an Handrücken und Fingern bei einer Wasserleiche.

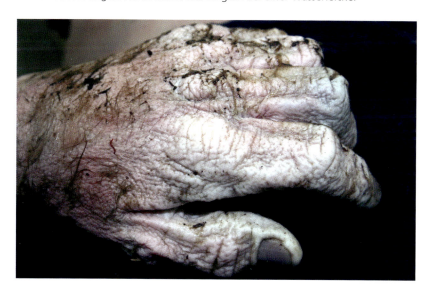

Abb. 59b:
Fortgeschrittene Leichenfäulnis nach 4- wöchiger Liegezeit im Wasser.

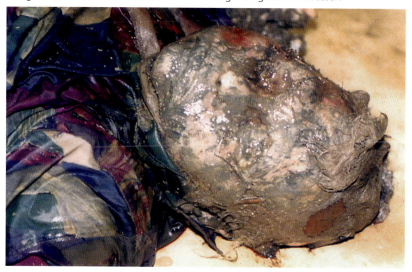

Abb. 59c:
Algenbewuchs nach 4-wöchiger Liegezeit im Wasser.

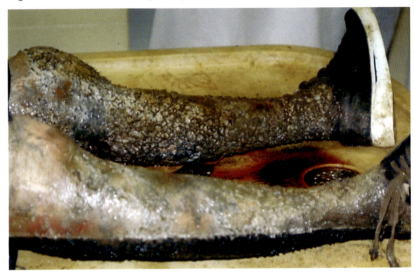

Abb. 59d:
Schaumpilz vor den Atemöffnungen bei einer frischen Wasserleiche als Hinweis auf Ertrinken.

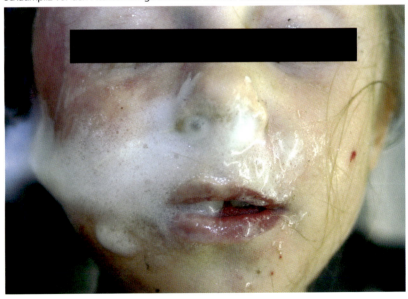

Abbildungen

Abb. 60a:
Hämatome als Folge von Tritten und Schlägen gegen das Gesicht.

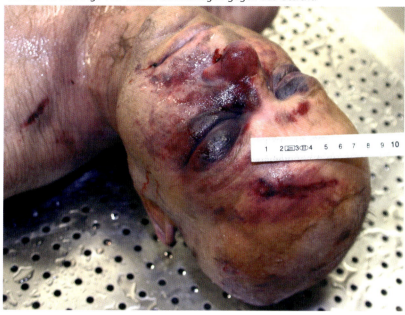

Abb. 60b:
Platzwunde an der Stirn und Monokelhämatom als Folge eines Schlages mit einer Sektflasche.

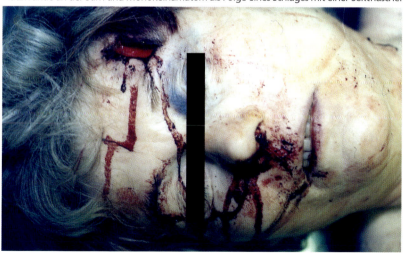

Anhang 2

Abb. 60c:
Hämatome am Handrücken (Abwehrverletzung).

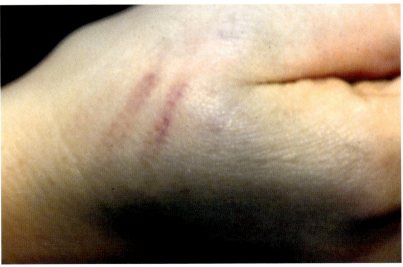

Abb. 60d:
Hämatome am Handrücken (Abwehrverletzung).

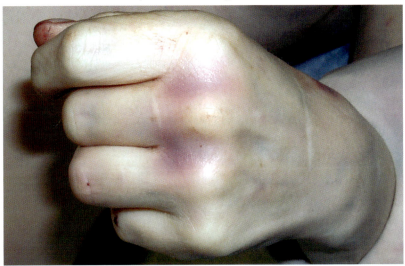

Abbildungen

Abb. 61a:
Fliegenmadenbefall und hochgradige Leichenfäulnis.

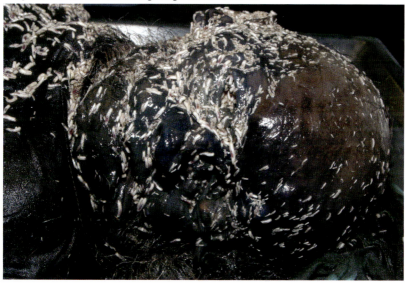

Abb. 61b:
Hochgradige Fäulnisveränderung mit Teilskelettierung- Befunderhebung hochgradig eingeschränkt.

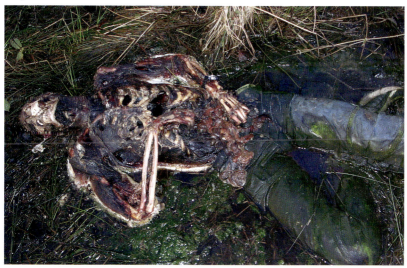

Abb. 62a:
Multiple Ein- und Ausstiche in dieselbe Wunde mit unterschiedlich gerichteten Stichkanalverläufen.

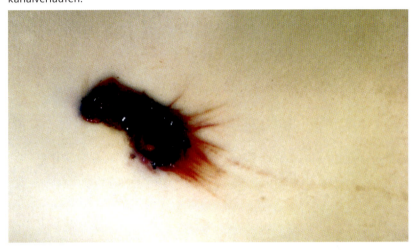

Abb. 62b:
Schnittverletzung am Rücken mit seicht auslaufendem "Wundendchen" (links).

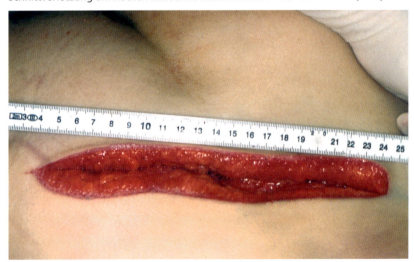

Abb. 62c:
Tiefgreifende Halsschnittverletzung mit parallel zueinander verlaufenden Wundendchen nach Sturz in eine Glasvitrine.

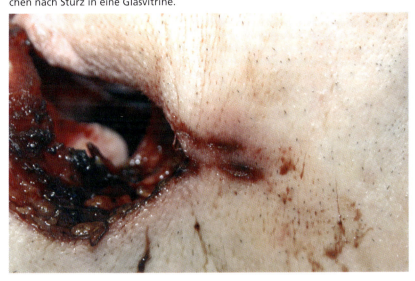

Abb. 62d:
Akzidentelle Schnittverletzung verursacht durch eine vor dem Geschädigten zugeschlagene Glastür. Tiefgreifende Schnittverletzung mit Durchtrennung der Arteria axillaris dextra.

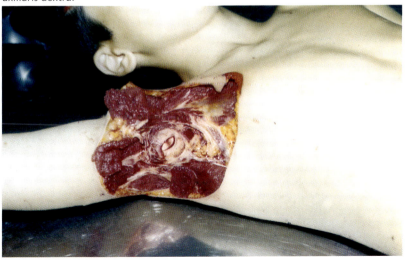

Abb. 63a:
Tötung durch Messerstich gegen die linke Brustkorbseite. Das Messer wurde mit großer Wucht geführt und in der Wunde schnittartig bewegt.

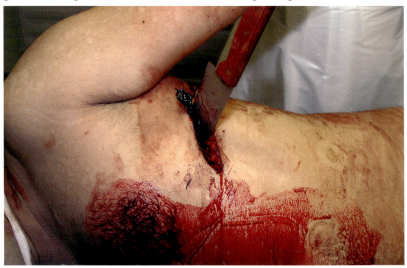

Abb. 63b:
Tötung durch multiple Messerstiche im Drogenrausch.

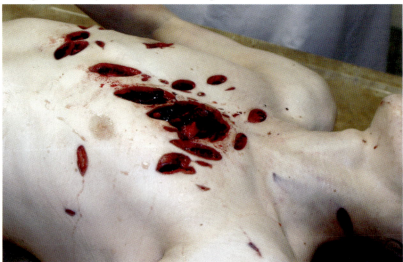

Abbildungen

Abb. 63c:
Tötung einer PKW-Fahrerin durch multiple Messerstiche gegen den Hals.

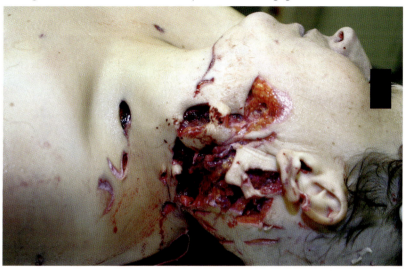

Abb. 63d:
Tiefgreifende Stichverletzungen der linken Schulter mit Ausbildung sog. „Schwalbenschwänze".

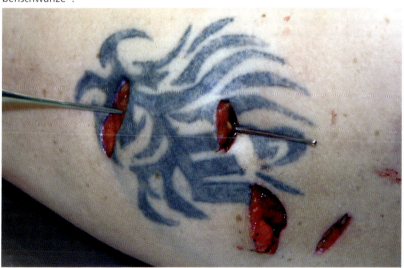

Anhang 2

Abb. 63e:
Suizid durch multiple Schnitt-Stichverletzungen: der tödliche Stich erfolgte gegen das Herz, obwohl bereits massive Schnittverletzungen an beiden Handgelenken und am Hals vorlagen.

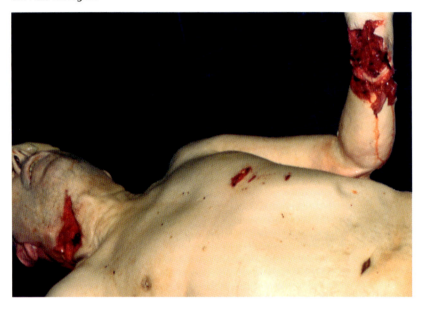

Abbildungen

Abb. 64a und b:
Multiple Schnittverletzungen am Handgelenk, am Unterarm und in der Ellenbeuge in suizidaler Absicht. Todeseintritt infolge Halsschnittverletzung.

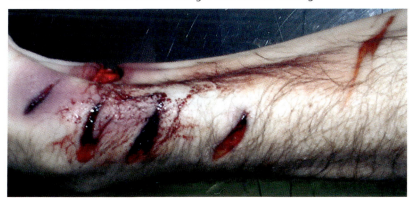

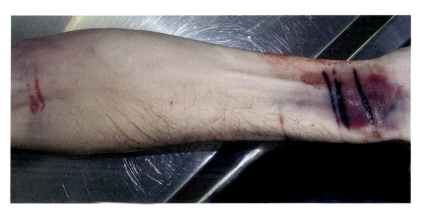

Anhang 2

Abb. 65a:
Tiefgreifende klaffende Schnittverletzung am Hals. Beibringung in liegender Position beim Schlafen. Entsprechendes Verteilungsmuster der Blutspuren.

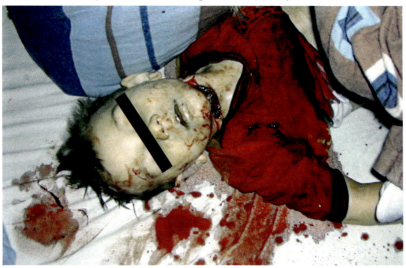

Abb. 65b:
Tötung durch mehrfache tiefgreifende Halsschnittverletzungen.

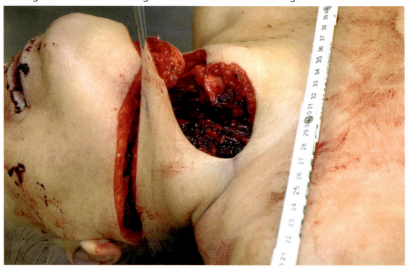

Abb. 66:
Aktive Abwehrverletzung durch Hineingreifen in das Tatwerkzeug.

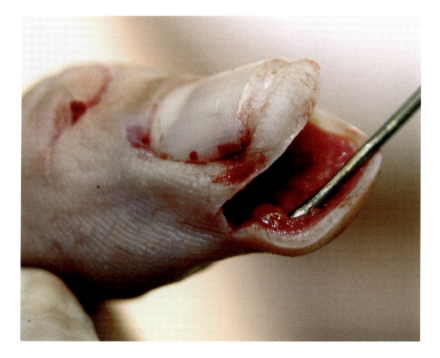

Anhang 2

Abb. 67a:
Passive Abwehrverletzungen - Stichverletzungen am Handrücken.

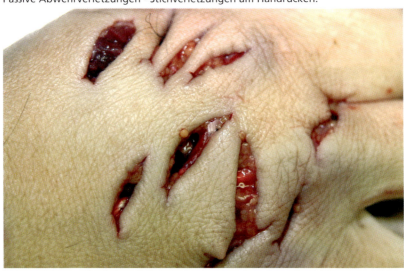

Abb. 67b:
Passive Abwehrverletzungen - Schnittverletzungen an der Außenseite des rechten Oberarmes.

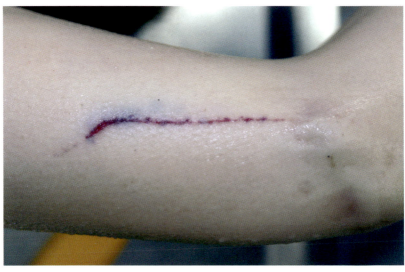

Abb. 68:
Hiebe gegen den Schädel ausgeführt mit einem Küchenbeil - Tötung durch fremde Hand.

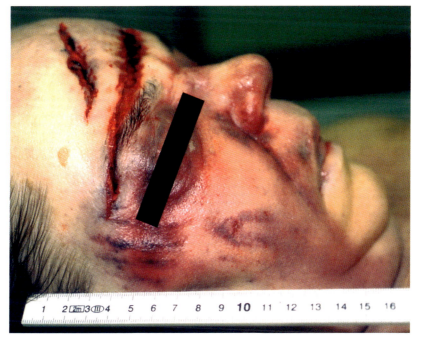

Abb. 69a:
Vertikale Blutablaufspuren an der Hose entsprechend einer stehenden Position des Opfers.

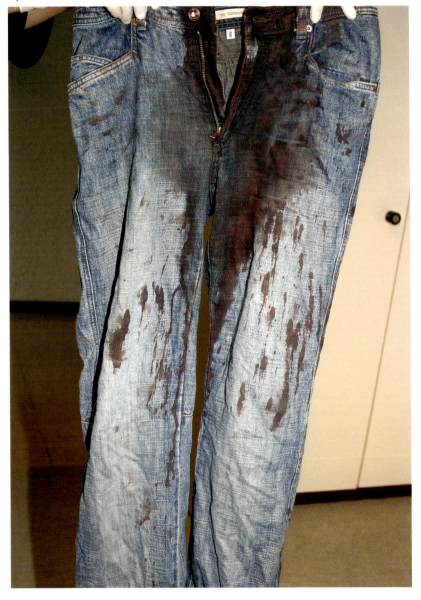

Abb. 69b:
In Körperlängsrichtung Blutablaufspuren an der Hose entsprechend einer stehenden Position sowie senkrecht aufgetroffene Bluttropfen entsprechend einer sitzenden Position der Geschädigten nach Positionsänderung.

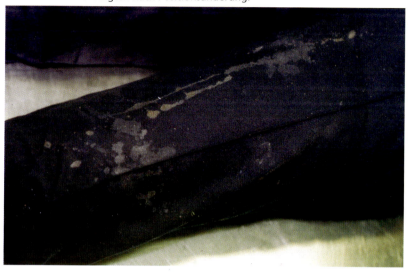

Abb. 70a:
Blutspritzspuren und –abschleuderspuren bei multiplen Messerstichverletzungen gegen die Brustkorbvorderwand. Blutlache als zusätzlicher Indikator, dass das Opfer in einer Endposition verharrte.

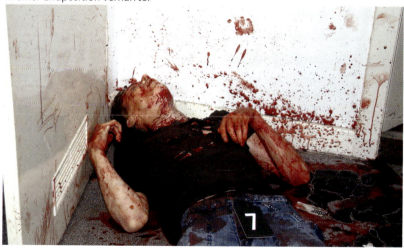

Abb. 70b:
Suizid durch Bruststiche mit Verletzung der Arteriae intercostales. 2 Blutlachen entsprechend einer zunächst aufrechten und später liegenden Position (Endlage).

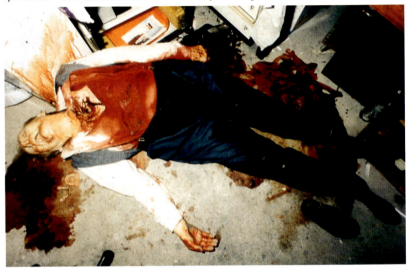

Abb. 71:
Fleckförmige Hämatome am Rumpf beim Schütteltrauma.

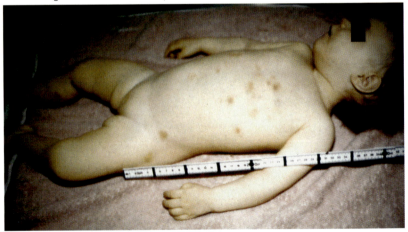

Abb. 72:
„Genickschuss". Der Einschuss am Hals wurde als Platzwunde interpretiert. Erst später wurde das Geschoss in der Zunge festgestellt.

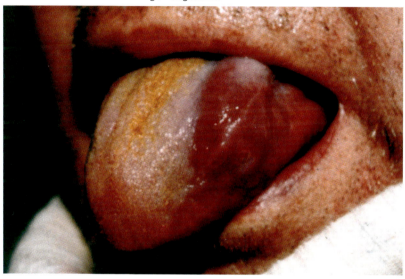

Abb. 73:
Blutspritzer an der Schusshand bei Suizid durch absoluten Nahschuss gegen den Kopf.

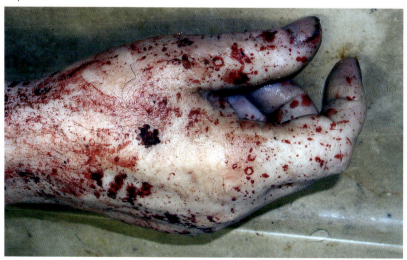

Anhang 2

Abb. 74:
Stromtod in suizidaler Absicht durch Auflegen eines abisolierten Leiters an die Stirn. Die Strommarke entspricht der Form des Leiters.

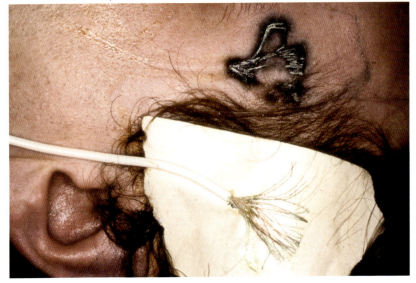

Abb. 75:
Uncharakteristische Strommarke am Nacken. Die Verletzung erinnert an eine Hautabschürfung. Tötung durch elektrischen Strom nach vorausgegangenem Anertrinken in der Badewanne.

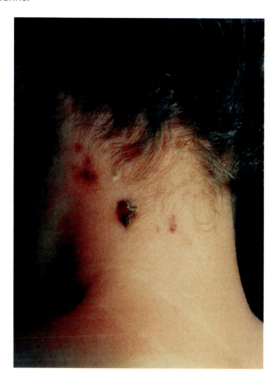

Literaturverzeichnis

Bauer T. M., Potratz D., Göller T., Wagner A., Schäfer R.:
Qualitätskontrolle durch Autopsie – Wie häufig korrigiert der Obduktionsbefund die klinische Diagnose? Deutsche Medizinische Wochenzeitschrift (DMW) 1991, 116: 801 ff.

Brettel H.-F.:
Medizinische und rechtliche Fragen beim Ausstellen des Leichenschauscheines. Deutsches Ärzteblatt (DÄ) 1982, Heft 40, S. 36

Brinkmann B. et al.:
Fehlleistungen bei der Leichenschau in der Bundesrepublik Deutschland – Ergebnisse einer multizentrischen Studie (I) und (II). Archiv für Kriminologie 1997, 199: 2-12 (I) und 65-74 (II)

Brinkmann B.:
Harmonisation of medico-legal autopsy rules. Int J Leg Med 1999, 1-14

Brinkmann B., Püschel K.:
Definition „natürlicher, unnatürlicher, unklarer Tod". Todesursachenklärung. Derzeitige Praxis. Medizinrecht 1991, 233 ff.

Brinkmann B. et al.:
Die Krematoriumsleichenschau - formaler Akt ohne Effizienz? Archiv für Kriminologie 1998, 201: 129-136

Brück D. (Begr.):
Kommentar zur Gebührenordnung für Ärzte (GOÄ). Loseblattwerk, Deutscher Ärzte-Verlag, Köln

Bundesärztekammer
Entwurf einer Gesetzgebung zur ärztlichen Leichenschau und Todesbescheinigung. Tätigkeitsbericht 2002/2003 dem 106. Deutschen Ärztetag 2003 in Köln vorgelegt von Vorstand und Geschäftsführung. Deutscher Ärzte-Verlag, Köln 2003

Dettmeyer R.:
Die verfassungsrechtlichen Grenzen der gesetzlichen Einführung einer Verwaltungssektion bei medizinisch unklaren Todesfällen. Reihe Bochumer Schriften zum Sozialrecht (BOSS), Band 3, Lang P., Frankfurt a. M. 1999

Dettmeyer R.:
Medizin & Recht für Ärzte. Springer-Verlag, Berlin 2001

Dettmeyer R.:
Rechtsnatur des Leichnams. in: Brinkmann B., Madea B. (Hrsg): Handbuch gerichtliche Medizin, Band 1, Springer-Verlag, Berlin 2004, 18 ff.

Dettmeyer R., Madea B.:
Regelungsdefizite im Leichenschau- und Obduktionsrecht der Bundesrepublik Deutschland. Kritische Vierteljahresschrift 2004, 87: 349-370

Dettmeyer R., Madea B.:
Ärztliches Schweigerecht bezüglich Daten der Leichenschau - Anmerkungen zum Beschluß des Landgerichtes Berlin vom 28.09.1998 - 534 Qs 103/98 - NStZ 1999, 86. Neue Zeitschrift für Strafrecht (NStZ) 19: 605-607

Geerds F.:
Über rechtliche und tatsächliche Probleme von Leichenschau und Leichenöffnung (§ 87 StPO). Archiv für Kriminologie 1997, 199: 75-87

Geerds F.:
MedR 1984, 172

Georgii A., Meliss R.:
Häufigkeit klinischer Obduktionen unter der Widerspruchs- gegenüber der Zustimmungslösung an der Medizinischen Hochschule Hannover. Pathologe 1992, 190-195

Händel K.:
Med. Klinik 1970, 2118 (2119)

Hefer B., Wenning M.:
Westfälisches Ärzteblatt 2006, Heft 7, S. 8 ff und Heft 8, S. 10 ff.

Literaturverzeichnis

Henßge C.:
Temperature-based methods II. In: Henßge C., Knight B., Kromprecher T., Madea B., Nokes L. (eds): Estimation of time since death in the early postmortal period, Arnold 1995, London, p 79 ff.

Hoffmann H. (Hrsg.):
Kommentar: Gebührenordnung für Ärzte (GOÄ). Verlag W. Kohlhammer, Stuttgart

Kahlo M.:
Zur strafrechtlichen Verantwortlichkeit des Arztes im Zusammenhang mit der Ausstellung einer Todesbescheinigung. Neue Juristische Wochenzeitschrift (NJW) 1990, S. 1521 ff.

Kleinknecht Th., Meyer K.:
Kommentar zur Strafprozessordnung, 37. Auflage, Verlag C. H. Beck, München 1986

Kleinknecht Th., Meyer-Goßner L.:
Kommentar zur Strafprozessordnung, 47. Auflage, Verlag C. H. Beck, München 2004, § 159 Rn. 5

Koch G.:
Analyse von Todesbescheinigungen in einem abgegrenzten ländlichen Gebiet in der Peripherie eines rechtsmedizinischen Einzugsgebiets im Kreis Lippe. Dissertation aus dem Institut für Rechtsmedizin (Direktor: Prof. B. Brinkmann) des Universitätsklinikums Münster, 2004

Kolbeck C.:
Leichenschau ergab „natürlichen Tod" - trotz Steckschuss. Wie viele Morde bleiben unentdeckt? MTD 2001, Nr. 17, S. 27

Krause D., Schneider V., Blaha R.:
Leichenschau am Fundort: Ein rechtsmedizinischer Leitfaden. 4. Auflage, Ullstein, München 1998

Kube E., Störzer H. U., Timm K. J.:
Kriminalistik – Handbuch für Praxis und Wissenschaft. Bd. 1, Richard Boorberg Verlag, Stuttgart 1992

Lang M., H., Schäfer F.-H., Stiel H., Vogt W. (Hrsg.):
Der GOÄ-Kommentar. Verlag Thieme, Stuttgart

Laufs A., Uhlenbruck W. (Hrsg.):
Handbuch des Arztrechts, Verlag C. H. Beck, München, 3. Aufl. 2003

Madea B. (Hrsg):
Die ärztliche Leichenschau. Springer-Verlag, Berlin 1999

Madea B., Dettmeyer R:
Ärztliche Leichenschau und Todesbescheinigung. Deutsches Ärzteblatt (DÄ) 2003, 100, A 3161-3179

Maiwald M.:
Zur Ermittlungspflicht des Staatsanwalts in Todesfällen. Neue Juristische Wochenzeitung (NJW) 1978, 561 ff.

Mallach H. J., Narr H.:
Deutsche Medizinische Wochenzeitschrift (DMW) 1980, 561

Mallach H. J., Weiser A.:
in: Kamps H., Laufs A. (Hrsg.): Arzt und Kassenarztrecht (Festschrift für Narr), Springer-Verlag, Berlin 1988

Metter D.:
Ärztliche Leichenschau und Dunkelziffer bei unnatürlichen Todesfällen. Kriminalistik 1978, 155-157

Nysten P. H.:
Recherches de physiologie et chimie pathologiques pour fair suite a celles de Bichat sur la vie et la mort. Paris (1811)

Peschel O., Priemer F., Penning R.:
s.o. 1997, 171 ff

Püschel K., Kappus S., Janssen W.:
Ärztliche Leichenschau im Krankenhaus, Fehler und Probleme. Arzt und Krankenhaus, Heft 4, 1987, S. 101-105

Reber A., Dettmeyer R.:
Exitus in tabula – Anästhesiologische und medizinrechtliche Aspekte. Der Anaesthesist 2004, 52, 1179-1190

Literaturverzeichnis

Reimann W., Prokop O.:
Vademecum. Gerichtsmedizin: Volk und Gesundheit, Berlin 1980, S. 217.

Rieger H. J.:
Lexikon des Arztrechts, Verlag C. F. Müller, Heidelberg 1984, RdNr. 1147

Rieger H. J.:
Lexikon des Arztrechts, Verlag C. F. Müller, 2. Auflage, Heidelberg 2002, RdNr. 4540

Rückert S.:
Tote haben keine Lobby - Die Dunkelziffer der vertuschten Morde. Ullstein TB, Berlin 2002

Scheib K.:
Kriminalistik – Handbuch für Praxis und Wissenschaft. Band 1, Richard Boorberg Verlag, Stuttgart 1992

Schneider V.:
Die Leichenschau – Ein Leitfaden für Ärzte. Fischer-Verlag, Stuttgart 1987

Spann W.:
s. S. 234 1980, 1705

Statistisches Bundesamt:
Gesundheitswesen – Todesursachen in Deutschland 2003. Wiesbaden 2005

Trube-Becker E.:
Leichenschauschein und Todesursachenstatistik. Versicherungsmedizin 1991, 43: 37-41

Uhlenbruck W.:
Arztrecht (ArztR) 1975

Uhlenbruck W., Ulsenheimer K.:
Laufs A., Uhlenbruck W. (Hrsg.): Handbuch des Arztrechts, 3. Aufl. 2003, (FN 1), S. 1179 ff., S. 1184 f.

Vennemann B., Du Chesne A., Brinkmann B.:
Die Praxis der ärztlichen Leichenschau. s. S. 234, 2001, 126: 712-716

Waider H., Madea B.:
Zur ärztlichen und rechtlichen Problematik bei mehrfacher Todesbescheinigung.
Archiv für Kriminologie 1992, 190: 176-182

Wegener R., Rummel J.:
Nichtnatürliche Todesfälle – Was der Pathologe wissen muss. Verh Dtsch Ges Path 2001, 85: 109-117

Wezel H., Liebold R.:
Handkommentar BMÄ, EGO und GOÄ, Stand: 01.04.2003, S. B 79

Autorenverzeichnis

Prof. Dr. med. Dr. h. c. Bernd Brinkmann
Direktor des Instituts für Rechtsmedizin
des Universitätsklinikums der Westfälischen Wilhelms-Universität,
Von-Esmarch-Str. 62, 48149 Münster

Kriminalhauptkommissar Ulrich Bux
Polizeipräsidium Münster,
Friesenring 43, 48147 Münster

Priv.-Doz. Dr. med. Dr. jur. Reinhard B. Dettmeyer
Institut für Rechtsmedizin der Rheinischen Friedrich-Wilhelms-Universität,
Stiftsplatz 12, 53111 Bonn

Prof. Dr. med. Heidi Pfeiffer
Institut für Rechtsmedizin des Universitätsklinikums
der Westfälischen Wilhelms-Universität,
Von-Esmarch-Str. 62, 48149 Münster

Arnold Maria Raem
General Manager, arrows biomedical GmbH,
im Zentrum für Nanotechnologie der Westfälischen Wilhelms-Universität,
Glevenbecker Weg 11, 48149 Münster

Rechtsanwalt Dr. jur. Gernot Steinhilper
Kassenärztliche Vereinigung Westfalen-Lippe,
Robert-Schirnrigk-Str. 4-6, 44141 Dortmund

Kriminaldirektor Norbert Westphal
Leiter des Polizeipräsidiums Münster,
Friesenring 43, 48147 Münster